Nie wieder Sodbrennen!

Simone Harland

Dr. med. Mihovil Antonic

Nie wieder Sodbrennen!

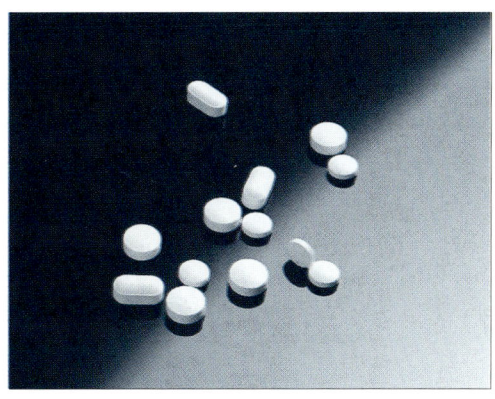

Urania

Die Deutsche Bibliothek – CIP-Einheitsaufnahme
Harland, Simone:
Nie wieder Sodbrennen! / Simone Harland ; Mihovil
Antonic. - Berlin : Urania 1999
ISBN 3-332-00519-7

Umschlaggestaltung: Behrend & Buchholz,
Hamburg
Titelbild: The Stock Market, Howard Sochurek
Fotos: Adobe Image Library (2), Digital Stock (2),
Digital Vision (1), Dr. Christian Kaplan (1), MEV (3),
PhotoDisc (1)
Redaktion und Produktion: MediText, Stuttgart

Druck: Magdeburger Druckerei
Printed in Germany
Gedruckt auf alterungsbeständigem Papier und
chlorfrei gebleichtem Zellstoff

1999 by Urania-Verlag
in der Dornier Medienholding GmbH, Berlin.

ISBN 3-332-00519-7

Die Autoren:
Simone Harland ist freie Redakteurin und Autorin
zahlreicher medizinischer Gesundheitsratgeber.
Dr. med. Mihovil Antonic ist Facharzt für innere
Medizin und arbeitet als Oberarzt an einem Kran-
kenhaus in Dortmund. Sein Schwerpunkt ist die
Gastroenterologie.

Zum gleichen Themenbereich sind im
URANIA VERLAG erschienen:

Sonja Carlsson: Schön und schlank mit Trennkost,
ISBN 3-332-00573-1

Monika Buttler: Die Kaukasus-Kost der
Hundertjährigen, ISBN 3-332-00516-2

Susanne Ahrndt: Verborgene Heilkräfte
in der Nahrung, ISBN 3-332-00514-6

Inhalt

Vorwort   7

Das Brennen hinterm Brustbein   9
Die Speiseröhre – Verbindung zum Magen   9
Wenn der Magensaft nach oben steigt …   12
Mögliche Folgen anhaltenden Sodbrennens   14

Die vielen Ursachen des Sodbrennens   17
Wenn die Nahrung schuld ist …   17
Nikotin, Alkohol und Sodbrennen   19
Medikamente und Sodbrennen   20
Übergewicht – ein weiterer Grund   20
Sodbrennen in der Schwangerschaft   22
Diagnose Reizmagen   22
Die Lücke im Zwerchfell   24
Die Refluxkrankheit: nicht immer sofort zu erkennen   24

Untersuchung und Behandlung   27
Die ärztliche Untersuchung   27
Der Arzt braucht Ihre Mithilfe   28
Medikamente gegen das lästige Übel   32
Im Notfall hilft die Operation   39
Spezialfall Schwangerschaft   42

Tipps für die Selbsthilfe   45
Was tun, wenn's hinterm Brustbein brennt?   45
Erkennen und Ändern von Gewohnheiten   46
Naturheilmittel und ihr Nutzen   54
Kann die Homöopathie helfen?   56

Gibt es eine spezielle Diät bei Sodbrennen?   57
Kinder und Sodbrennen   60
Hilfe in der Schwangerschaft   60

Glossar   63
Register   64

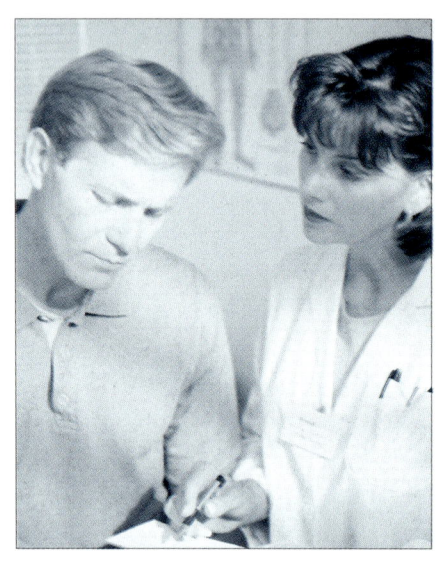

Vorwort

Wenn Sie manchmal unter Sodbrennen leiden, sind Sie damit nicht allein. Die meisten Menschen haben hin und wieder mit dem unangenehmen Brennen hinter dem Brustbein zu kämpfen – bei nicht wenigen stellt sich das Sodbrennen sogar regelmäßig ein.

So harmlos Sodbrennen im Regelfall auch ist (zumindest, wenn es nur ab und an auftritt), so wird es doch wenigstens als unangenehm, häufiger jedoch als schmerzhaft empfunden, sodass man so rasch wie möglich etwas dagegen unternehmen möchte. Dabei will Ihnen dieses Buch helfen.

Zunächst erfahren Sie alles über die Voraussetzungen, die vorliegen müssen, damit es überhaupt zu Sodbrennen kommen kann. Selbstverständlich werden Sie auch über mögliche Folgen anhaltenden Sodbrennens aufgeklärt. Im Anschluss daran werden dann die verschiedenen Ursachen für die Entstehung des Sodbrennens beschrieben – vom Rauchen und Alkoholkonsum über die hormonellen Veränderungen in der Schwangerschaft bis hin zum Zwerchfellbruch.

Wann Sie in jedem Fall mit Sodbrennen den Arzt aufsuchen sollten, wie er Sie untersucht und welche medizinischen Behandlungsmöglichkeiten es gibt – von der medikamentösen Therapie bis zur Operation –, erfahren Sie natürlich auch.

Den Abschluss bildet das wahrscheinlich für die meisten Betroffenen interessanteste Kapitel, das u. a. folgende Fragen beantwortet: Mit welchen Haus- und Naturheilmitteln können Sie selbst gegen das Sodbrennen vorgehen? Gibt es Möglichkeiten, das Auftreten von Sodbrennen durch eine Änderung des Lebensstils zu verhindern?

Ganz am Ende dieses Buches finden Sie noch ein kleines Glossar, das Ihnen die wichtigsten vom Arzt verwendeten Fachbegriffe kurz, knapp und verständlich erläutert, sowie ein Stichwortregister, mit dessen Hilfe Sie rasch die Themen in diesem Buch finden, die Sie am meisten interessieren.

Simone Harland
Dr. med. Mihovil Antonic

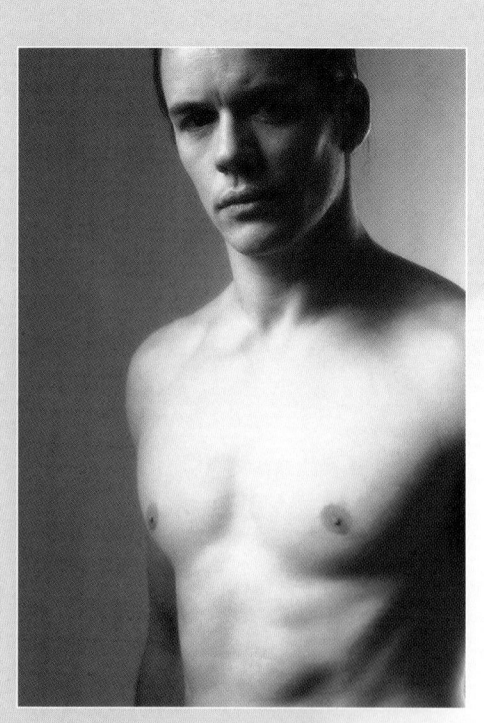

Das Brennen hinterm Brustbein

„Ich habe so schreckliches Sodbrennen" – diese Klage hört man relativ häufig, insbesondere von Menschen, die sehr fettes Essen genossen oder dem Alkohol übermäßig stark zugesprochen haben. Doch was verbirgt sich eigentlich hinter dem Begriff „Sodbrennen"? Was geschieht im Körper, wenn sich der brennende Schmerz hinter dem Brustbein bemerkbar macht?

Die Speiseröhre – Verbindung zum Magen

Der „Ort des Geschehens" beim Sodbrennen ist die Speiseröhre, die man sich als Schlauch vorstellen kann, der vom Rachenraum zum Magen führt. Sie hat die Aufgabe, die Nahrung, die wir aufnehmen, in den Magen zu transportieren, den man sich als Muskelsack vorstellen kann. Dort wird der Nahrungsbrei weiter aufgespalten, um schließlich im Dünndarm in kleinste Nahrungsbestandteile zerlegt und vom Körper aufgenommen zu werden.

Die Speiseröhre beginnt hinter dem Kehlkopf – hier geht der Rachen, der hinter dem Mundraum liegt, in sie über. Der Rachenraum ist noch relativ geräumig, die Speiseröhre ist wesentlich enger. Von vorn gesehen verläuft vor ihr die Luftröhre, hinter der Speiseröhre befindet sich die Wirbelsäule. Damit während des Schluckvorgangs nicht aus Versehen ein Teil der Nahrung in die Luftröhre gerät, wird diese während des Schluckens durch den Kehldeckel des für die Lautbildung zuständigen Kehlkopfs verschlossen. Die Speiseröhre, die von den Medizinern auch Ösophagus genannt wird, ist etwa 25 cm lang. Dieser muskulöse Schlauch durchstößt noch das Zwerchfell, bevor er am Mageneingang (Cardia) schließlich in den Magen eintritt.

Wie die Speiseröhre die Nahrung in den Magen transportiert

Wie wir alle wissen, können wir sowohl im Stehen als auch im Liegen Nahrung zu uns nehmen. Sogar wenn wir einen Kopfstand machen, gelangt die Nahrung noch in den Magen. So-

Ein paar Anatomiekenntnisse sind nützlich, um zu verstehen, wie Sodbrennen entsteht.

Die Schleimhaut der Speiseröhre sorgt dafür, dass die Nahrung besser „rutschen" kann.

mit muss die Speiseröhre über einen Mechanismus verfügen, der die aufgenommenen Speisen in den Magen transportiert – sie „plumpsen" nicht einfach durch die Speiseröhre in den Magen.

Der Nahrungstransport verläuft deshalb in der Regel auch während eines Kopfstands so reibungslos, weil die Speiseröhre aus verschiedenen Muskelschichten besteht, die dafür sorgen, dass die Nahrung nach und nach vorangeschoben wird, bis sie endlich im Magen ankommt. Die Speiseröhre besteht außen aus Längsmuskeln, es folgt eine Muskelschicht aus ringförmigen Muskeln. Diese Muskeln sorgen durch ein Zusammenspiel aus Kontraktion und Entspannung dafür, dass die Nahrung nach und nach weitertransportiert wird, auch wenn wir bewusst davon nichts mitbekommen.

Gelangt Nahrung in die Speiseröhre, erschlaffen die Muskeln zunächst, um die Öffnung der Speiseröhre so sehr zu weiten, dass die Nahrung auch tatsächlich hineinpasst. Im Anschluss daran ziehen sich die hinter dem Speiseteilchen liegenden Muskeln zusammen und schieben es weiter voran Richtung Magen. Der vor dem Nahrungsbröckchen liegende Teil der Speiseröhre weitet sich wieder, sodass die Nahrung in nur eine

Richtung transportiert wird. So gelangt die Nahrung in einer stetigen Wellenbewegung in den Magen.

Die Innenwand der Speiseröhre darf selbstverständlich nicht rau sein, sonst würden Nahrungsreste an der Speiseröhrenwand hängen bleiben und die Speiseröhre nach und nach verengen. Die Natur hat sich deshalb noch etwas einfallen lassen: Sie hat die Innenwand mit einer Schleimhaut ausgekleidet, die ständig durch die Absonderungen von in der Schleimhaut liegenden Schleimdrüsen befeuchtet wird. Diese Flüssigkeit sowie die glatte Oberfläche der Speiseröhre sorgen dafür, dass die zerkleinerte Nahrung somit geradezu in den Magen „gleitet".

Die drei Engen der Speiseröhre

Nicht immer verläuft der Nahrungstransport in den Magen so reibungslos wie eben beschrieben. Hin und wieder kann es schon einmal passieren, dass ein größeres Stück der Nahrung oder aber eine aus Versehen verschluckte Fischgräte in der Speiseröhre hängen bleibt. In der Regel geschieht dieses „Hängenbleiben" an einer der drei natürlichen Engstellen, über die die Speiseröhre verfügt.

Die erste Engstelle ist gleich im oberen Abschnitt der Speiseröhre zu finden – am Übergang des Rachenraums in die Speiseröhre. Die zweite Engstelle liegt ungefähr in der Mitte der Speiseröhre, und zwar dort, wo die Luftröhre sich in zwei Äste spaltet und die Hauptschlagader (Aorta) entlangführt. Die Speiseröhre „schlängelt" sich nämlich hier zwischen der Aorta und der linken „Abzweigung" der Luftröhre in die Lunge hindurch und muss deshalb etwas verengt sein.

Die dritte Engstelle befindet sich direkt dort, wo die Speiseröhre durch das Zwerchfell in den Magen eintritt – und das nicht ganz grundlos: Schließlich soll verhindert werden, dass Mageninhalt zurück in die Speiseröhre fließen kann.

Die Speiseröhre – aus gutem Grund zum Magen hin verschlossen

Wenn der Nahrungsbrei im Magen angekommen ist, kann er (normalerweise) nur in Ausnahmefällen wieder in die Speiseröhre: Erstens sorgt (zumindest im Sitzen oder Stehen) die Schwerkraft dafür, dass der Nahrungsbrei nicht wieder zurückfließt, zweitens verfügt die Speiseröhre zusätzlich über einen ausgeklügelten Verschluss, der dies verhindert. Denn schließlich wird die Nahrung benötigt, um dem Organismus lebensnotwendige Energie zuzuführen.

Die Speiseröhre verfügt im unteren Bereich über einen eigenen muskulären Verschluss. Außerdem sorgen die Muskeln des Zwerchfells, die die Speiseröhre umschließen, dafür, dass der Nahrungsbrei im Regelfall nicht wieder in die Speiseröhre hochsteigt. Drittens tritt die Speiseröhre nicht ganz gerade von oben in den Magen ein – im Gegenteil: Sie durchtritt die Magenwand in einem spitzen Winkel. Das führt dazu, dass die Speiseröhre sich verschließt, wenn z. B. die Bauchmuskulatur angespannt wird. Somit wird zusätzlich verhindert, dass Mageninhalt zurück in die Speiseröhre gelangt. Die Natur hat somit drei Sicherungen eingebaut, um den Rückfluss des Nahrungsbreis in die Speiseröhre auszuschließen – und das aus gutem Grund: Der Magensaft kann der Speiseröhre schwere Verletzungen zufügen.

Magensaft = Magensäure

Zwar spielt sich die Hauptverdauungsarbeit – die Umwandlung von Nahrung in für die Körperzellen aufnehmbare winzige Nahrungsbestandteile – im Darm und nicht, wie viele meinen, im Magen ab, doch trägt der Magen auch seinen Teil dazu bei, die Nahrung zu zerkleinern und für den Organismus verwertbar zu machen.

Drei Verschlussmechanismen verhindern den Rückfluss von Mageninhalt in die Speiseröhre.

Der Magen trägt unter anderem durch Aneinanderreiben der Magenwände dazu bei, die Nahrung weiter zu zerkleinern, und er hilft, Eiweiß aufzuspalten, damit es vom Organismus aufgenommen werden kann. Für die Aufspaltung des Eiweißes bildet der Magen den so genannten Magensaft – vielen Menschen ist diese Flüssigkeit auch als Magensäure bekannt.

Das hat auch seine Gründe. Der Magensaft besteht nämlich vor allem aus zwei Stoffen: einer Substanz namens Pepsinogen und aus Salzsäure. Ja – Sie haben richtig gelesen: aus Salzsäure, einer sehr aggressiven Säure, die z. B. Metalle (Ausnahme: Edel- und Halbedelmetalle) auflöst, wenn sie mit ihr in Berührung kommen. Pepsinogen und Salzsäure werden von bestimmten Zellen im Magen ausgeschüttet.

Kommt nun das Pepsinogen mit der Salzsäure in Kontakt, entsteht als Endprodukt das Enzym Pepsin. Dieser Stoff setzt die Aufspaltung des mit der Nahrung aufgenommenen Eiweißes in Gang – ein wichtiger Vorgang, damit kurze Zeit später die Eiweiße aus der Nahrung vom Dünndarm aufgenommen und den Körperzellen zugeführt werden können. Schließlich ist Eiweiß einer der Grundbausteine all unserer Körperzellen. Die Proteine, wie die Eiweiße auch genannt werden, werden daher von allen Zellen benötigt.

Der Schutz des Magens vor der Säure

Wenn man bedenkt, wie rasch alle möglichen Stoffe durch Salzsäure angegriffen oder sogar aufgelöst werden, ist es eigentlich ein Wunder, dass unser Magen keinen Schaden davonträgt – kommt er doch ständig mit Salzsäure in Kontakt. Der menschliche Organismus hat einen Mechanismus entwickelt, der die Magenwände vor der Auflösung – der Andauung – durch die Salzsäure schützt.

Die Magenwände sind mit einer Schleimhaut ausgekleidet, deren Drüsen einen Schleim bilden, der die Schleimhaut bedeckt. Dieser Schleimfilm neutralisiert die Magensäure und sorgt somit dafür, dass die Magenwände nicht von der Säure „angefressen" werden. Dieser natürliche Schutz vor der Magensäure ist allerdings auf den Magen beschränkt.

Wenn der Magensaft nach oben steigt …

Manchmal kommt es vor, dass säurehaltiger Magensaft aus dem Magen nach oben in die Speiseröhre austritt.

Die Drüsen, die sich im Magen befinden, stellen u. a. die aggressive Salzsäure her.

Der dreifache Verschluss der Speiseröhre „hält" leider nicht immer, was er verspricht. Dafür gibt es eine Reihe verschiedener Ursachen, z. B. können Genussgifte wie Alkohol und Nikotin den Verschluss des Magens zur Speiseröhre hin beeinträchtigen.

Leider kann sich die Speiseröhre nicht wie der Magen vor der aggressiven Säure schützen. Sie ist zwar auch mit einer Schleimhaut ausgekleidet, doch die in der Speiseröhrenschleimhaut enthaltenen Zellen produzieren keinen Schutzfilm gegen Magensäure – im Normalfall besteht dazu schließlich auch keinerlei Veranlassung. Die Schleimdrüsen der Speiseröhre haben die Aufgabe, einen Schleim zu produzieren, der dafür sorgt, dass der Speisebrei reibungslos in den Magen gelangen kann.

Ein äußerst unangenehmer Kontakt

Steigt nun aufgrund eines unzureichenden Verschlusses der Speiseröhre zum Magen die Magensäure in die Speiseröhre hoch, greift die aggressive Säure die Wände der Speiseröhre an. Meistens dauert dieser Kontakt glücklicherweise nur kurze Zeit an, doch das reicht aus, um ein sehr unangenehmes Gefühl zu verursachen – das Sodbrennen: Es brennt und sticht hinterm Brustbein, oft kommen

> ### Wie sich Sodbrennen bemerkbar machen kann
>
> - *Saures Aufstoßen*
> - *Brennendes, schmerzendes Gefühl, das sich hinter dem Brustbein hochzieht*
> - *Druckgefühl im Bereich des Herzens,*
> - *damit verbunden: Angst vor einer Herzerkrankung*
> - *Brechreiz, Übelkeit*
> - *Schmerzverstärkung im Liegen oder beim Bücken*

Schluckbeschwerden hinzu, und viele haben das Gefühl, dass ihnen ein Kloß im Hals sitzt, den sie allerdings nicht herunterschlucken können.

Das Sodbrennen kann so stark sein, dass es von den Betroffenen als Herzbeschwerden (Angina-pectoris-Anfall) fehlgedeutet wird. Oft gehen mit dem Sodbrennen ein leicht säuerliches Aufstoßen, ein Völlegefühl oder Übelkeit bzw. Magendrücken oder -schmerzen einher. Wer unter Sodbrennen leidet und sich hinlegt in der Hoffnung, dass ein wenig Ruhe die Schmerzen zum Verschwinden bringt, wird in der Regel enttäuscht. Im Liegen verschlimmert sich das Brennen hinterm Brustbein meistens noch.

Glücklicherweise hält Sodbrennen meistens nur kurze Zeit an, dann klingt der Schmerz wieder ab. Man-

Sodbrennen wird von den meisten Menschen nicht nur als unangenehm, sondern als recht schmerzhaft empfunden.

che Menschen leiden jedoch in wiederkehrenden Abständen unter Sodbrennen, einige quälen die Schmerzen nahezu permanent. In jedem Fall sollte man auch gegen hin und wieder auftretendes Sodbrennen etwas unternehmen – schließlich können die Schmerzen ein starkes Ausmaß annehmen.

Mögliche Folgen anhaltenden Sodbrennens

Häufig auftretendes Sodbrennen wird auch als Refluxkrankheit bezeichnet.

Wer häufig oder nahezu andauernd unter Sodbrennen – der so genannten Refluxkrankheit (Reflux = Rückfluss) – leidet, sollte damit unbedingt den Arzt aufsuchen. Denn durch häufig auftretendes Sodbrennen kann die Speiseröhre anhaltend geschädigt werden. Das ist auch kein Wunder, denn bei ständigem Kontakt mit der aus dem Magen stammenden Säure muss es über kurz oder lang ja zu Schäden kommen.

Die Entzündung der Speiseröhre

Wenn die Magensäure länger oder häufiger auf die Speiseröhre einwirkt, kommt es zumindest zunächst im unteren Teil der Speiseröhre zu einer Entzündung – erkennbar an Rötun-

gen der Speiseröhrenschleimhaut. Diese Entzündung wird – wenn sie auf den Rückfluss von Magensäure zurückzuführen ist – mit dem medizinischen Fachbegriff als Refluxösophagitis bezeichnet. Bekommt die Entzündung keine Möglichkeit abzuklingen, können bei anhaltendem Magensäurerückfluss auch die unter der Speiseröhrenschleimhaut liegenden Muskelschichten in Mitleidenschaft gezogen werden. Die Entzündung schreitet fort.

So eine Speiseröhrenentzündung kann sich mit Blutungen bemerkbar machen, denn natürlich können die Verletzungen der Speiseröhre, die durch die Entzündung entstehen, zu bluten beginnen. Doch auch wenn sich Wunden in der Speiseröhre wieder verschließen, kann es zu Komplikationen kommen. Manchmal bilden sich Narben, die die Öffnung der Speiseröhre verengen. Die Nahrung kann nicht mehr völlig ungehindert durch die Speiseröhre gleiten, das Schlucken wird erschwert.

Wenn sich die Schleimhaut der Speiseröhre umzuwandeln beginnt

Bei andauerndem Sodbrennen kann es passieren, dass sich die Schleimhaut im unteren Teil der Speiseröhre umwandelt – und zwar in Magenschleimhaut. Das hört sich zunächst zwar positiv an, denn die Magenschleimhaut ist ja in der Regel unempfindlich gegen die Salzsäure aus dem Magen. Doch so positiv, wie es erst einmal klingen mag, ist diese Umwandlung nicht. Denn schließlich handelt es sich hierbei um eine so von der Natur nicht vorgesehene Veränderung. In manchen Fällen ist die Schleimhautveränderung daher auch bösartig – es entwickelt sich Krebs. Leider macht eine solche Schleimhautveränderung unter Umständen keine Beschwerden – in diesem Fall kann sie nur vom Arzt diagnostiziert werden.

Geschwüre und Krebs

Hält die Refluxkrankheit an, bilden sich nach und nach kraterähnliche Wunden in der Speiseröhre – die Geschwüre. Kommt die Magensäure nun mit der angegriffenen Speiseröhre in Kontakt, verursacht das in der Regel große Schmerzen. Geschwüre

Symptome von Speiseröhrenkrebs

- *Schluckprobleme, verursacht durch Geschwülste in der Speiseröhre*
- *Fremdkörpergefühl beim Schlucken, zum Teil das Gefühl, dass Speisen stecken bleiben*
- *Übelkeit, Erbrechen*
- *Appetitlosigkeit*
- *Gewichtsverlust*
- *Blut im Erbrochenen*

müssen in jedem Fall behandelt werden, damit sie sich nicht noch mehr ausweiten bzw. sich tiefer in die Speiseröhrenwände fressen.

Aus einer chronischen, das heißt lang anhaltenden Speiseröhrenentzündung, die durch den Rückfluss von Magensäure bedingt ist, kann sich letztlich sogar auch Speiseröhrenkrebs entwickeln. Diese Form des Krebses ist recht schwierig zu behandeln. Allein aus diesem Grund ist es notwendig, bei andauerndem oder häufigem Sodbrennen den Arzt aufzusuchen.

Damit sich aus einer Speiseröhrenentzündung, hervorgerufen durch Sodbrennen, kein Krebs entwickelt, sollten sich Betroffene regelmäßig untersuchen lassen.

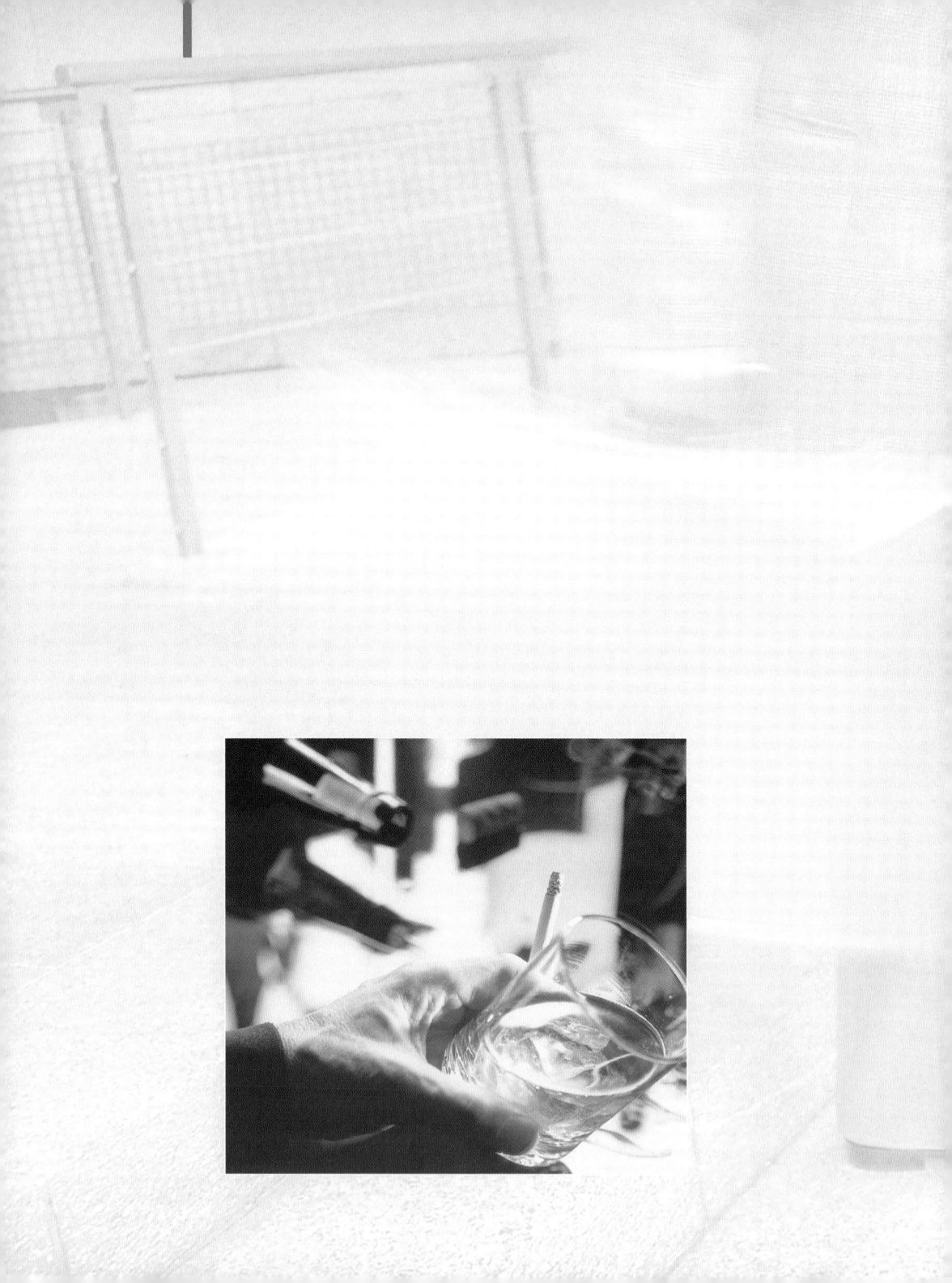

Die vielen Ursachen des Sodbrennens

Es kann viele Gründe haben, wenn Magensäure in die Speiseröhre hochsteigt. Meistens liegen für das Sodbrennen harmlose Ursachen vor, die verhältnismäßig schnell und einfach abgestellt werden können. Tritt Sodbrennen jedoch häufiger auf, sollte man wegen der möglichen schweren Folgen unbedingt den Arzt aufsuchen, um die Ursachen herauszufinden und daraufhin eventuell eine medikamentöse oder anderweitige Behandlung einzuleiten.

Wenn die Nahrung schuld ist …

Direkten Einfluss auf das Sodbrennen hat die Nahrung zwar nicht, aber indirekt kann sie doch Sodbrennen hervorrufen. Vor allem wenn man kurz vor dem Schlafengehen noch eine größere Mahlzeit zu sich nimmt, kann man damit rechnen, dass es zu Sodbrennen kommt. Die Gründe: Die Füllung des Magens bewirkt einen stärkeren Druck auf das „Ventil", das den Magen zur Speiseröhre hin verschließt. Wenn man sich dann noch in die Horizontale – also ins Bett – be-

gibt, erhöht sich dieser Druck auf den Magenverschluss noch – es besteht eine erhöhte Gefahr, dass der Verschluss dem Druck nicht standhalten kann und sich öffnet. Daraufhin fließt Magensäure in die Speiseröhre zurück.

Erschwerend kommt hinzu, dass nach dem Essen die Drüsen im Magen mehr Säure produzieren. Das ist nur zu selbstverständlich, schließlich bekommt der Magen durch die Nahrungsaufnahme etwas zu tun: Er muss den Speisebrei weiterverarbeiten, bevor dieser in den Darm geleitet werden kann. Leider ist das der Speiseröhre nicht gerade zuträglich, denn auf diese Weise gelangt mehr Magensäure in die Speiseröhre – das Sodbrennen wird stärker.

Zu viel Fett = stärkere Magensäureproduktion

Vor allem fettreiche Speisen lösen häufig Sodbrennen aus. Der Grund: Sie verweilen von allen Speisen die längste Zeit im Magen und sorgen somit dafür, dass fortlaufend Magensäure produziert wird. Wenn Sie nun vor dem Zubettgehen eine fettreiche

Die Säureproduktion des Magens verstärkt sich, nachdem eine Mahlzeit eingenommen wurde.

Mahlzeit zu sich nehmen und sowieso öfter unter Sodbrennen leiden, können Sie in vielen Fällen davon ausgehen, dass sich auch jetzt Sodbrennen einstellen wird – zumal, wenn Sie Ihren Kopf im Bett flach lagern. Dann kann die Säure relativ problemlos in die Speiseröhre fließen, wenn der Verschluss zum Magen „undicht" ist.

Wenn Speisen das Sodbrennen verstärken

Es gibt bestimmte Nahrungsmittel, die die Speiseröhre zusätzlich reizen oder zum Teil sogar Sodbrennen mit auslösen können. Welche Speisen das sind, finden Sie am ehesten durch Selbstbeobachtung heraus – schließlich können sich die Nahrungsmittel, die Sodbrennen begünstigen, von Person zu Person unterscheiden.

Falls Sie häufiger Sodbrennen haben, ist es am sinnvollsten, wenn Sie sich in einem kleinen Büchlein oder auf einem Zettel notieren, welche Nahrungsmittel Sie tagsüber zu sich nehmen.

Stellt sich nach einer der Mahlzeiten Sodbrennen ein, notieren Sie es auf dem jeweiligen Zettel – schreiben Sie z. B. einfach hinter die jeweilige Mahlzeit „Sodbrennen 20 Minuten nach dem Essen eingetreten". Nach und nach werden Sie wahrscheinlich erkennen, welche Speisen (oder Getränke) es sind, die das Sodbrennen begünstigen. Sie müssen nur die einzelnen Einträge miteinander vergleichen und herausfinden, ob es immer nach dem Verzehr bestimmter Nahrungsmittel zu Sodbrennen gekommen ist.

Im Übrigen kann es auch sinnvoll sein zu notieren, was Sie im Anschluss an die Mahlzeit gemacht haben. Haben Sie sich vielleicht sofort nach dem Essen hingelegt, um ein Mittagsschläfchen zu halten? Oder haben Sie eine Tätigkeit verrichtet, bei der Sie sich häufig bücken mussten? Schließlich kann auch eine solche Tätigkeit maßgeblich dazu beitragen, ob es zu Sodbrennen kommt oder nicht.

Manche Speisen enthalten Säure, die eine angegriffene Speiseröhre noch zusätzlich reizen.

Nahrungsmittel, die Sodbrennen begünstigen oder verstärken

- Nahrungsmittel, die viel Säure enthalten, wie Zitrusfrüchte oder der Saft daraus
- Kohlensäurehaltige Getränke
- Fettreiche Kost
- Stark gewürzte Speisen
- Sehr süße Nahrungsmittel (Pudding, andere Desserts)
- Süßigkeiten, insbesondere Schokolade
- Nahrungsmittel, die oft Blähungen hervorrufen (z. B. Kohl, Hülsenfrüchte)
- Sehr kalte Getränke

Es gibt natürlich auch einige Speisen, von denen allgemein bekannt ist, dass sie die Entstehung von Sodbrennen begünstigen oder es sogar noch verstärken. Eine Liste dieser Nahrungsmittel finden Sie in der Tabelle auf der vorhergehenden Seite.

Auch die Größe der Mahlzeit ist entscheidend

Wie man sich leicht vorstellen kann, ist der Druck, der auf den Verschluss des Magens zur Speiseröhre hin ausgeübt wird, umso stärker, je mehr der Magen gefüllt ist. Das Risiko, Sodbrennen zu bekommen, steigt also, wenn man drei große Mahlzeiten am Tag zu sich nimmt anstatt die Nahrung auf mehrere kleinere Portionen aufzuteilen. So verständlich es auch ist, dass man mit dem Essen nicht gern aufhört, wenn es am besten schmeckt: Wer unter Sodbrennen leidet, sollte es unbedingt vermeiden, zu den einzelnen Mahlzeiten zu viel zu essen. Besser ist es, eine weitere Zwischenmahlzeit einzulegen.

Nikotin, Alkohol und Sodbrennen

Dass der Genuss von Nikotin ganz allgemein gesundheitsschädlich ist, weiß inzwischen sicher jeder – schließlich ist auf jeder Zigarettenpackung zu lesen, was das Rauchen im menschlichen Körper anrichten kann. Dass Rauchen auch Sodbrennen begünstigt, ist jedoch noch nicht allgemein bekannt. Das Nikotin lässt den muskulären Verschluss des Magens zur Speiseröhre erschlaffen, sodass Magensäure in die Speiseröhre hochsteigen kann. Vor allem die Zigarette nach einem opulenten Mahl kann verheerende Wirkung haben, denn der Magen arbeitet nach einer reichhaltigen Mahlzeit auf Hochtouren und produziert viel Magensäure.

Alkohol übt die gleiche Wirkung wie Nikotin auf den Verschluss des Magens zur Speiseröhre aus. Vor allem, wenn man abends vor dem Schlafengehen mehrere Gläser Wein oder mehrere Flaschen Bier trinkt, besteht ein erhöhtes Risiko für Sodbrennen. Verständlich – schließlich kann die Magensäure bei unzureichendem Verschluss im Liegen leichter in die Speiseröhre zurückfließen, sie muss nicht erst, wie im Stehen, entgegen der Schwerkraft hochsteigen. Insbesondere kohlensäurehaltige alkoholische Getränke wie Sekt können Sodbrennen hervorrufen, weshalb man bei einer Neigung zu Sodbrennen auf sie verzichten sollte. Zumindest ist es sinnvoll, etwa vier Stunden vor dem Schlafengehen nichts zu trinken.

Raucher leiden nicht selten unter Sodbrennen – schließlich hat Nikotin eine negative Wirkung auf das „Ventil", das den Rückfluss von Magensäure in die Speiseröhre verhindert.

Medikamente und Sodbrennen

Auch Medikamente können die Entstehung von Sodbrennen begünstigen. Wenn also nach der Einnahme eines Arzneimittels Sodbrennen auftritt, sollte man immer auf dem Beipackzettel des Präparats nachsehen, ob unter den möglichen Nebenwirkungen Magen- und Darmprobleme oder Sodbrennen aufgeführt sind.

Vor allem Patienten, die aufgrund eines chronischen Leidens auf Medikamente angewiesen sind, sollten darauf achten, ob ein Zusammenhang zwischen der Einnahme des Präparats und Sodbrennen bestehen könnte. Scheint das der Fall zu sein, dürfen sie das Medikament zwar nicht eigenmächtig absetzen, in jedem Fall sollten sie aber mit ihrem Arzt über einen eventuellen Wechsel des Präparats sprechen. Denn schließlich kann anhaltendes Sodbrennen zu bösartigen Veränderungen der Speiseröhre führen – und das sollte unbedingt vermieden werden.

Welche Medikamente oft Sodbrennen hervorrufen

Patienten, die aufgrund von Asthma oder einer chronischen Bronchitis ständig Medikamente einnehmen müssen, klagen manchmal über Magen- und Darmbeschwerden, darunter über Sodbrennen. Auch Mittel, die gegen Bluthochdruck eingesetzt werden, können Sodbrennen nach sich ziehen. Genauso sieht es mit Nitro-Präparaten, die bei Herz-Kreislauf-Erkrankungen eingesetzt werden, und der Antibabypille aus.

Glücklicherweise existieren meistens mehrere Medikamente mit ähnlicher Wirkungsweise, jedoch mit anderen Wirkstoffen, sodass in der Regel ein Wechsel des Präparats möglich sein wird.

Übergewicht – ein weiterer Grund

Menschen, die unter Übergewicht leiden, sind häufiger von Sodbrennen betroffen als Normalgewichtige. Warum ist das so?

Ganz einfach: Jedes Kilo Übergewicht führt dazu, dass sich der Druck auf den Magen erhöht. Dadurch wird der Verschluss des Magens zur Speiseröhre übermäßig belastet. Die Folge: Das „Ventil" zur Speiseröhre kann diesem Druck nicht mehr standhalten, es öffnet sich. Die Magensäure kann nun mehr oder weniger ungehindert in die Speiseröhre fließen und die Schleimhaut der Speiseröhre schädigen. Bemerkbar macht sich das durch heftiges Sodbrennen.

Sehen Sie sich den Beipackzettel von Medikamenten, auf die Sie angewiesen sind, genau an. Bei manchen Präparaten wird Sodbrennen als unerwünschte Nebenwirkung aufgelistet.

Wo beginnt Übergewicht?

Mit dem Gewicht ist das ja so eine Sache – die wenigsten sind mit ihrem Gewicht und ihrer Figur zufrieden. Doch unzufrieden mit seinem Gewicht zu sein heißt noch lange nicht, wirklich unter Übergewicht zu leiden. Mit einer einfachen Formel können Sie ganz schnell feststellen, ob Sie ein paar Kilo zu viel auf den Rippen haben, wodurch womöglich das Sodbrennen begünstigt wird.

Heute berechnet man Übergewicht in der Regel mit einer Formel, mit der der so genannte Bodymass-Index (Körpermasseindex, abgekürzt BMI) ermittelt wird. Die Formel zur Berechnung des BMI ist weitaus genauer als andere Formeln, die bislang zur Feststellung von Übergewicht verwendet wurden.

Den BMI berechnen Sie folgendermaßen: Multiplizieren Sie Ihre Körpergröße in Metern mit sich selbst (bei einer Körpergröße von 1,70 m z. B. 1,70 x 1,70 = 2,89). Dann stellen Sie sich auf die Waage, ermitteln Ihr Körpergewicht (z. B. 65 kg) und teilen dies durch das Ergebnis Ihrer ersten Rechnung (z. B. 65 : 2,89 = 22,5). Schon kennen Sie Ihren „persönlichen" BMI. Mit dieser Zahl können Sie so ohne weiteres wahrscheinlich nichts anfangen, deshalb hier nun eine kurze Erklärung:

▶ BMI unter 20: Untergewicht
▶ BMI zwischen 20 und 25 (bei Männern bis zu 26): gesundes, normales Gewicht
▶ BMI zwischen 26 und 30 (bei Männern zwischen 27 und 30): leichtes Übergewicht
▶ BMI über 30: behandlungsbedürftiges Übergewicht

Schon bei einem BMI ab 26 (Frauen) bzw. 27 (Männer) sollten Sie Ihr Gewicht ein wenig reduzieren, um das Sodbrennen in den Griff zu bekommen. Bei einem BMI über 30 ist es in jedem Fall angebracht abzunehmen, denn Übergewicht ist nicht nur ein Risikofaktor für die Entstehung von Sodbrennen, sondern begünstigt auch andere Erkrankungen (z. B. Herz-Kreislauf-Erkrankungen).

Manche Kleidung engt den Magen ein

Nicht nur Übergewicht, auch zu enge Kleidung kann den Magen so sehr einengen bzw. nach oben drücken, dass sich der Verschluss zur Speiseröhre öffnet und es zu Sodbrennen kommt. Vor allem Hosen, die im Bund eng sitzen, Gürtel, die zumindest im Sitzen Druck auf den Bauchraum ausüben, sowie Korsetts oder Mieder können dazu beitragen, dass

Übergewicht kann nicht nur zu Sodbrennen führen, sondern auch an der Entstehung anderer Krankheiten beteiligt sein.

Sodbrennen entsteht. Wer unter Sodbrennen leidet, sollte darauf verzichten, einengende Kleidung zu tragen.

Sodbrennen in der Schwangerschaft

Zu den oft quälenden Begleiterscheinungen in der Schwangerschaft kann auch Sodbrennen zählen. Es kann bereits im ersten Drittel der Schwangerschaft auftreten, doch viele Schwangere klagen erst im letzten Drittel über Sodbrennen.

Schuld an der Entstehung des Sodbrennens sind die veränderten hormonellen Verhältnisse im Körper der Schwangeren, im letzten Drittel der Schwangerschaft drückt zudem die wachsende Gebärmutter immer mehr auf den Magen, sodass der Verschluss des Magens zur Speiseröhre sich öffnen kann.

Machen Sie sich keine Sorgen, wenn Sie in der Schwangerschaft erstmals unter Sodbrennen leiden – nach der Geburt werden Sie sicher keine Probleme mehr damit haben. Dennoch ist das für Schwangere mit Sodbrennen meistens kein Trost, denn schließlich kann das Brennen hinterm Brustbein so unangenehm und schmerzhaft sein, dass sie kaum noch Ruhe finden können und alle Gedanken nur um das Sodbrennen kreisen.

Sodbrennen ist ein häufiges Begleitsymptom der Schwangerschaft, vor allem im letzten Drittel.

Keine Medikamente auf eigene Faust!

Statt gleich zu Medikamenten zu greifen (mit denen eine Frau in der Schwangerschaft sowieso vorsichtig umgehen sollte), sollten Schwangere zunächst einmal bewährte Hausmittel gegen das Sodbrennen ausprobieren, wie sie im Kapitel zur Selbsthilfe beschrieben werden. Hilft alles nichts, kann der Arzt immer noch ein Medikament verordnen, das der Schwangeren (hoffentlich) Erleichterung verschafft. Zwar sind in der Apotheke auch rezeptfreie Mittel gegen Sodbrennen erhältlich, doch ist es gerade in der Schwangerschaft notwendig und sinnvoll, den Arzt zurate zu ziehen, damit das Baby keinen Schaden davonträgt.

Diagnose Reizmagen

Nicht selten tritt Sodbrennen auch im Zusammenhang mit anderen Beschwerden wie Schmerzen im Oberbauch, Druck- oder Völlegefühl im Magen, Erbrechen oder Übelkeit auf. Möglicherweise (wenn alle anderen Ursachen für die Beschwerden durch medizinische Untersuchungen ausgeschlossen wurden) stellt der Arzt die Diagnose Reizmagen, auch funktionelle Dyspepsie genannt. Diese Diagnose bedeutet eigentlich nichts weiter, als dass der Arzt keine organische Ursache für die Beschwerden finden konnte. Die dem Reizmagen-Syndrom (als Syndrom bezeichnet man Erkrankungen, die sich in einer Reihe von Beschwerden äußern) zugrunde liegenden Ursachen sind bislang nicht bekannt.

Zahlreiche Vermutungen

Die Mediziner vermuten, dass es eine Vielzahl von Faktoren gibt, die das Reizmagen-Syndrom negativ beeinflussen bzw. Beschwerden überhaupt erst hervorrufen. So wird davon ausgegangen, dass Reizmagenbeschwerden z. B. auftreten können, wenn sich der Magen nach einer Mahlzeit entweder zu schnell oder zu langsam entleert. Der Grund für eine solche Bewegungsstörung des Magens ist bislang noch nicht völlig geklärt. Wissenschaftler vermuten, dass die Übertragung von Informationen zwischen dem Magen und den Nerven, die die Magenbewegungen steuern, aus dem Ruder gelaufen sein könnte und dass es deshalb zu einer verlangsamten oder aber beschleunigten Entleerung des Magens kommt.

Aber auch eine erhöhte Magensäurereproduktion kann möglicherweise schuld an den Beschwerden sein – vor allem dann, wenn Sodbrennen zu den ausgeprägtesten Beschwerden beim Reizmagen-Syndrom gehört.

Genauso wird einer bestimmten Bakterienart – Helicobacter pylori genannt – zumindest bei einem gewissen Prozentsatz der an Reizmagenbeschwerden Leidenden eine Mitschuld zugesprochen. Eine Besiedelung des Magens mit diesen Bakterien ist, wie man heute weiß, Hauptauslöser für Magengeschwüre.

Sehr wahrscheinlich spielt aber auch die Psyche eine entscheidende Rolle bei der Entstehung der Reizmagenbeschwerden, denn insbesondere sensible Menschen leiden darunter. Stress, Ärger, Ängste, private Probleme usw. können unter Umständen Beschwerden wie Sodbrennen hervorrufen. Hinzu kommt, dass manche Menschen Verdauungsabläufe stärker wahrnehmen als andere. Möglicherweise ist der Steuerungsmechanismus, der die Verdauung kontrolliert, bei ihnen leichter aus dem Lot zu bringen als bei anderen, bzw. ihrem Gehirn werden durch die Nerven, die die Verdauung steuern, Informationen übermittelt, die Beschwerden signalisieren.

Wie auch immer: Eine eindeutige Erklärung für die Reizmagenbeschwerden gibt es nicht. Dennoch kann etwas dagegen unternommen

Bislang ist noch nicht völlig klar, warum es zum Reizmagen und seinen Beschwerden kommt.

werden – wenn Sodbrennen sehr häufig auftritt, muss sogar etwas dagegen unternommen werden, damit es nicht zur Entzündung oder gar zu bösartigen Veränderungen der Speiseröhre kommt.

Die Lücke im Zwerchfell

Wenn jemand häufig unter Sodbrennen leidet, sollte auch immer an einen Zwerchfellbruch, eine so genannte Hiatushernie, gedacht werden. Die Lücke, durch die die Speiseröhre durch das Zwerchfell in Richtung Magen durchtritt, ist bei einem Zwerchfellbruch vergrößert – nicht selten so sehr, dass ein Teil des Magens durch das Zwerchfell nach oben treten kann. Kein Wunder, dass der Verschluss des Magens zur Speiseröhre nun nicht mehr in allen Fällen funktioniert, denn das Zwerchfell umschließt ja nun den Magen und nicht mehr die Speiseröhre.

Zwerchfellbruchhäufigkeit steigt mit dem Lebensalter

Je älter ein Mensch ist, umso wahrscheinlicher wird es, dass es zu einem Zwerchfellbruch kommt. Der einfache Grund: Mit zunehmendem Alter erschlafft das Gewebe und das Risiko

Wenn der Arzt die Diagnose Refluxkrankheit stellt, sollte er stets prüfen, ob ein Zwerchfellbruch vorliegt.

für die Entstehung einer erweiterten Lücke im Zwerchfell steigt. Hervorgerufen werden kann ein Zwerchfellbruch z. B. durch länger bestehendes Übergewicht, aber auch durch häufiges schweres Heben.

Ein Zwerchfellbruch kann völlig ohne Symptome verlaufen, oft ist es aber so, dass häufiges Sodbrennen auf einen Zwerchfellbruch hindeutet.

Die Refluxkrankheit: nicht immer sofort zu erkennen

Vor allem bei Kindern kann eine Refluxkrankheit nicht immer sofort diagnostiziert werden, z. B. weil die Schilderung der Symptome durch das Kind für den Arzt unzureichend ist oder aber das Brennen hinterm Brustbein nicht so stark ausgeprägt ist.

Allerdings deuten in solchen Fällen manchmal ständig wiederkehrende Atemschwierigkeiten, z. B. Asthma oder Husten, auf eine Refluxkrankheit hin. Denn leider kommt es besonders bei Kindern häufiger vor, dass die Magensäure in die Luftröhre gerät und infolgedessen Atembeschwerden auftreten. Wenn ein Kind (aber natürlich auch ein Erwachsener) unter solchen Atemschwierigkeiten leidet und keine andere Ursache (z. B. eine Allergie) gefunden werden kann, sollte man deshalb auch immer an eine Refluxkrankheit denken, selbst wenn das Sodbrennen nicht ausgeprägt ist.

Bei manchen Menschen tritt Sodbrennen auch nur nachts auf. Die einzigen Symptome in diesen Fällen sind Schlafstörungen oder ein feuchter, zuweilen auch gelblicher Fleck auf dem Kopfkissen, falls die Magensäure in der Nacht aus dem Mund herausgeflossen ist.

Ursachen für Sodbrennen und Refluxkrankheit im Überblick

- *Fettreiche oder andere Ernährung, die zu vermehrter Magensäurebildung führt*
- *Zu reichhaltige Mahlzeiten – der Mageninhalt übt Druck auf den Verschluss des Magens zur Speiseröhre aus.*
- *Alkohol und Nikotin tragen zur Erschlaffung des Magenventils zur Speiseröhre bei; Alkohol reizt die Speiseröhre zusätzlich.*
- *Übergewicht führt zu erhöhtem Druck auf den Verschluss des Magens zur Speiseröhre.*
- *Enge Kleidung kann den Druck im Bauchraum erhöhen und somit dafür sorgen, dass die Ma-gensäure in die Speiseröhre gepresst wird.*
- *Manche Medikamente lassen den muskulären Verschluss zur Speiseröhre erschlaffen.*
- *Hormonelle Umstellungen in der Schwangerschaft und der erhöhte Druck im Bauchraum durch das ungeborene Kind lösen oft Sodbrennen aus.*
- *Durch einen Zwerchfellbruch ist der Verschluss des Magens zur Speiseröhre möglicherweise nicht mehr gewährleistet.*
- *Andauernde Verstopfung kann im Einzelfall auch den Druck im Bauchraum erhöhen.*

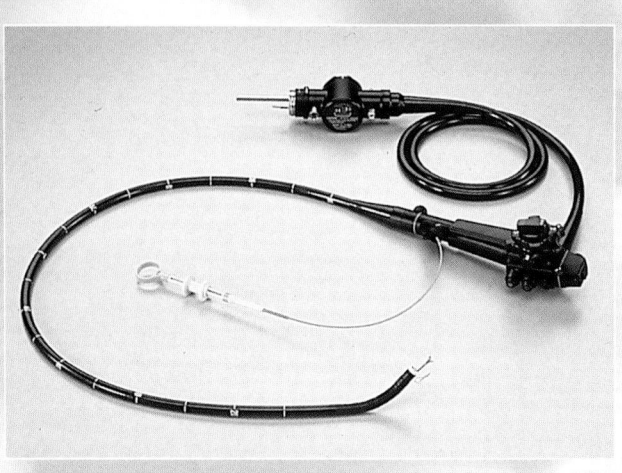

Untersuchung und Behandlung

Wenn Sie oft unter Sodbrennen leiden, sollten Sie in jedem Fall den Arzt aufsuchen. Denn schließlich kann häufiges Sodbrennen schwere Folgen haben – eine Speiseröhrenentzündung, eine Umwandlung der Speiseröhrenschleimhaut oder sogar Speiseröhrenkrebs wollen Sie sicher nicht riskieren. Deshalb lassen Sie die Ursachen für das Sodbrennen unbedingt ärztlich abklären. Eine Medikation auf eigene Faust ist in der Regel nur dann angebracht, wenn Sodbrennen hin und wieder auftritt – jedoch nicht, wenn es zur Dauereinrichtung geworden ist.

Auf keinen Fall sollten Sie sorglos zu Medikamenten greifen, wenn es in der Schwangerschaft zu Sodbrennen kommt. Selbst frei verkäufliche Arzneimittel könnten unter Umständen dem ungeborenen Kind schaden. Ein viel zu großes Risiko! Entweder Sie versuchen gegen das Sodbrennen mit Hausmitteln vorzugehen oder Sie fragen Ihren Arzt, welches Medikament Sie auch in der Schwangerschaft unbesorgt nehmen können. Ohne ärztlichen Rat sollten Sie jedoch nie Medikamente nehmen. Auch mit Naturheilmitteln sollten Sie vorsichtig sein, denn es gibt auch eine Reihe pflanzlicher Präparate, deren Einnahme sich während der Schwangerschaft nicht empfiehlt.

Die ärztliche Untersuchung

Viele von Sodbrennen Betroffene fürchten sich davor, zum Arzt zu gehen. Sie haben Angst davor, dass sie „einen Schlauch schlucken" müssen, damit der Arzt sich die Speiseröhre genauer ansehen kann. Sicher – oft wird der Arzt tatsächlich eine Spiegelung der Speiseröhre, eine so genannte Ösophagoskopie, mit einem Endoskop vornehmen, um der Ursache für das Sodbrennen auf den Grund zu gehen bzw. um sich den Zustand der Speiseröhre zu betrachten, doch diese ist weniger Furcht erregend, als die meisten Patienten vorher meinen. Hinzu kommt, dass dem Arzt noch eine Reihe weiterer Untersuchungsmethoden zur Verfügung stehen, mit denen er die Ursachen für das häufige Auftreten des Sodbrennens herausfinden kann.

Furcht vor dem Arztbesuch ist völlig unbegründet – selbst eine Speiseröhrenspiegelung ist weniger unangenehm als andauerndes Sodbrennen.

Der Arzt braucht Ihre Mithilfe!

Auch wenn ausführliche Gespräche zwischen Arzt und Patient im heutigen Praxisalltag leider eher die Ausnahme als die Regel sind, ist ein solches Gespräch doch immer noch die Grundlage jeder Untersuchung und Behandlung. Der Arzt muss sich zunächst ein Bild von Ihren Beschwerden machen, damit er die passende Untersuchung anordnen und die notwendige Therapie einleiten kann. Deshalb ist es ganz wichtig, dass Sie Ihrem Arzt Ihre Beschwerden ausführlich schildern und seine Fragen gewissenhaft und vor allem ehrlich beantworten.

Dem Arzt dürfen keine Informationen vorenthalten werden, die für die Diagnose wichtig sein könnten.

Scham sollte für Sie bei jeder ärztlichen Untersuchung ein Fremdwort sein, selbst wenn der Arzt Ihnen Fragen stellt, die Sie vielleicht als intim empfinden. Der Arzt bezweckt damit nicht, etwas über Ihr Privatleben oder Ihre Gewohnheiten zu erfahren, er benötigt die Informationen, um die richtige Diagnose stellen zu können und um Ihnen zu helfen. Außerdem haben Ärzte – was ihre Patienten und ihre Leiden betrifft – ja auch noch eine Schweigepflicht. Sie brauchen also nicht zu befürchten, dass Unbefugte (womöglich der Arbeitgeber) etwas über Ihre Krankheit erfahren.

Was der Arzt wissen muss

Am sinnvollsten ist es, sich ein wenig auf den Arzttermin vorzubereiten – die meisten Patienten sind dann weniger nervös und können dem Arzt ihre Symptome besser und vor allem vollständig schildern.

Selbstverständlich müssen Sie Ihrem Arzt mitteilen, wie häufig Sie unter Sodbrennen leiden, ob Sie große Schmerzen haben und ob weitere Beschwerden mit dem Sodbrennen einhergehen. Vielleicht leiden Sie ja nach dem Essen unter einem Völlegefühl oder Sie haben außerdem regelmäßig Magenschmerzen. Der Arzt muss auch erfahren, wann das Sodbrennen in der Regel auftritt: nach dem Verzehr bestimmter Speisen, nach dem Genuss alkoholischer Getränke, nachdem Sie sich hingelegt haben usw. Machen Sie sich vor dem Arzttermin darüber ein paar Gedanken – auf die Schnelle fallen einem diese Informationen nämlich oft nicht ein.

Teilen Sie Ihrem Arzt auch mit, wenn Sie häufiger Alkohol trinken oder rauchen bzw. ob Sie regelmäßig Medikamente nehmen und wenn ja, welche dies sind (auch die Einnahme der Antibabypille sollte nicht vergessen werden). Ob bei Ihnen Übergewicht vorliegt, kann der Arzt allerdings meistens selbst feststellen.

Unbedingt mitteilen müssen Sie Ihrem Arzt, wenn es zu Blutungen der Speiseröhre gekommen ist und Sie diese mitbekommen haben – etwa, weil Sie ausspucken mussten und etwas Blut beigemischt war. Auch über Schluckstörungen müssen Sie dem Arzt Auskunft geben, denn das kann auf eine fortgeschrittene Speiseröhrenentzündung mit narbigen Veränderungen der Speiseröhrenwand hindeuten.

Falls Sie sich in der Apotheke bereits frei verkäufliche Medikamente gegen das Sodbrennen besorgt und eingenommen haben, muss das der Arzt selbstverständlich auch wissen. Je nachdem, ob die Arzneimittel geholfen haben oder nicht, kann er unter anderem einschätzen, wie stark die Beschwerden sind.

Eine bestehende Schwangerschaft dürfen Sie dem Arzt ebenfalls nicht verschweigen. Schließlich ist vor allem in den ersten Wochen und Monaten eine Schwangerschaft für Außenstehende oft nicht ohne weiteres zu erkennen. Der Arzt muss sich jedoch darauf einstellen, damit er Ihnen kein Medikament verschreibt, das dem ungeborenen Kind schaden könnte. Außerdem könnte die Schwangerschaft mit ihren besonde-

Warnzeichen: Wann man unbedingt zum Arzt gehen sollte	
• *Regelmäßig wiederkehrendes Sodbrennen*	• *Schlafstörungen, verbunden mit gelblichen Flecken auf dem Kopfkissen*
• *Subjektiv empfundene Schmerzen*	• *Weitere Beschwerden (beispielsweise Bauchweh)*
• *Blutungen aus der Speiseröhre*	
• *Schluckbeschwerden*	

ren hormonellen Umständen ja auch die Ursache für das Sodbrennen sein.

Von weiterem Interesse für den Arzt ist natürlich auch die allgemeine Verfassung seines Patienten – dazu gehört auch die seelische Verfassung, die von vielen Betroffenen leider noch immer außer Acht gelassen wird. Vielleicht hatten Sie in der letzten Zeit ja so viel Stress und Ärger, dass Ihnen diese Belastungen im wahrsten Sinn des Wortes auf den Magen geschlagen sind und dazu beigetragen haben, dass es zu Sodbrennen gekommen ist. Teilen Sie dem Arzt also ruhig mit, wenn Sie in der letzten Zeit unter großer Anspannung gelitten haben, wenn Sie z. B. im Beruf großen Belastungen ausgesetzt sind oder wenn Sie private Probleme haben. Ins Detail müssen Sie gegen-

Private oder berufliche Probleme können ebenfalls die Entstehung von Sodbrennen begünstigen.

über dem Arzt dabei natürlich nicht gehen. Es reicht schon, wenn Sie diesen Punkt einfach nur ansprechen. Ihr Arzt wird Ihre Auskünfte dann in die Diagnose einbeziehen.

Der Check des Körpers

Nach der Erhebung der Krankengeschichte (Anamnese) beginnt nun die eigentliche körperliche Untersuchung. Vermutlich wird der Arzt zunächst einen Blick in Ihren Rachen werfen, auch wenn er die Speiseröhre auf diese Weise natürlich noch nicht untersuchen kann. Dennoch wollen viele Ärzte erst einmal sehen, ob die Zunge belegt oder der Rachen gerötet ist. So erhält der Arzt einen Hinweis, ob eine Infektion vorliegen könnte.

Außerdem wird der Arzt vermutlich zunächst durch Untersuchungen und Nachfragen andere Krankheiten, vor allem Erkrankungen der Herzkranzgefäße, so genannte koronare Herzerkrankungen, ausschließen wollen, denn diese können sich mit ähnlichen Beschwerden, wie sie auch beim Sodbrennen auftreten, äußern. Eine Herzerkrankung verlangt selbstverständlich eine völlig andere Therapie als eine Refluxkrankheit.

Danach wird der Arzt schließlich eine Spiegelung der Speiseröhre vorschlagen, um sich einen Überblick über deren Zustand zu verschaffen.

Möglicherweise wird er diese Untersuchung mit einer Magenspiegelung verknüpfen – eventuell um eine Gewebeprobe zu entnehmen, weil er eine Besiedelung der Magenschleimhaut mit der Bakterienart Helicobacter pylori vermutet. Dieses Bakterium wirkt im Einzelfall an der Entstehung einer Refluxkrankheit mit.

Die Spiegelung der Speiseröhre und des Magens

Eine Speiseröhrenspiegelung (Ösophagoskopie) bzw. eine Magenspiegelung (Gastroskopie) wird mit ein und demselben Instrument vorgenommen: mit einem so genannten Endoskop. Dies ist ein Gerät mit einer speziellen Optik, das in Körperöffnungen eingeführt wird und mit dem das Innere des Körpers betrachtet werden kann. Selbstverständlich können durch diese Untersuchung auch kleinste Veränderungen der Speiseröhrenwand festgestellt werden. Durch einen weiteren Kanal können kleine Instrumente (z. B. winzige Skalpelle oder Zangen) in den Körper eingeführt werden, beispielsweise wenn es notwendig werden sollte, eine Gewebeprobe zu entnehmen.

Das bei der Speiseröhren- und der Magenspiegelung verwendete Endoskop sieht wie ein Schlauch aus – es

Da eine koronare Herzerkrankung und die Refluxkrankheit durchaus miteinander verwechselt werden können, weil die Symptome ähnlich sind, muss der Arzt das Vorliegen einer Herzerkrankung ausschließen.

muss schließlich durch den Rachen bis zum Magen (oder in ihn hinein) geschoben werden können. Daher kommt auch die umgangssprachliche Redewendung „einen Schlauch schlucken", wenn von der Magenspiegelung gesprochen wird.

Der Arzt wird noch nicht sofort bei Ihrem ersten Besuch eine Speiseröhrenspiegelung vornehmen, denn zu dieser Untersuchung müssen Sie nüchtern beim Arzt erscheinen. Außerdem wird er Sie sicher erst einmal auf diese Untersuchung vorbereiten, denn die meisten Menschen beschleicht ein komisches Gefühl, wenn der Arzt ihnen mitteilt, dass er eine Speiseröhrenspiegelung durchführen möchte. Durch ein klärendes Gespräch mit dem Arzt können jedoch in der Regel die meisten Ängste genommen werden.

Vor einer Speiseröhrenspiegelung betäubt der Arzt den Rachenraum des Patienten, um ihnen das Schlucken des Schlauchs zu erleichtern. Auf Wunsch erhalten die Betroffenen auch ein beruhigendes Medikament, das es ebenfalls erleichtert, das Endoskop in die Speiseröhre einzuführen. Wenn Sie sich für die zweite Variante entscheiden, müssen Sie allerdings beachten, dass Sie nach der Untersuchung ein wenig „außer Gefecht" gesetzt sind. Ihre Reaktionsfähigkeit ist erheblich herabgesetzt. Aus diesem Grund sollten Sie eine Begleitperson mit zur Untersuchung nehmen, die Sie mit dem Wagen nach Hause fahren kann. Sie selbst dürfen sich unter keinen Umständen hinter das Steuer setzen.

Entdeckt der Arzt bei der Spiegelung der Speiseröhre eine Veränderung der Schleimhaut, wird er sicherlich eine kleine Gewebeprobe entnehmen. Auch davor braucht sich niemand zu fürchten, denn schmerzhaft ist diese Prozedur nicht. Der Arzt wird mit dem Endoskop auch den Magen und den Zwölffingerdarm untersuchen.

Lange dauert die Untersuchung nicht – nach ein paar Minuten, im Normalfall spätestens nach einer Viertelstunde, ist die Spiegelung der Speiseröhre, des Magens und des Zwölffingerdarms bereits vorüber.

Eine Spiegelung der Speiseröhre belastet den Organismus in der Regel nicht.

Auch Ultraschall wird manchmal eingesetzt

In manchen Fällen ordnet der Arzt eine zusätzliche Ultraschalluntersuchung an. Mit dieser Methode, die auch Sonographie genannt wird, können vor allem Veränderungen im Bauchraum aufgespürt werden. Eine Ultraschalluntersuchung der Speiseröhre von außen findet nicht statt.

Manchmal wird der Arzt jedoch eine so genannte Endosonographie durchführen. Bei dieser Untersuchung wird ein kleiner Ultraschallkopf, der sich am Ende eines Schlauchs befindet, in die Speiseröhre, den Magen oder den Zwölffingerdarm eingeführt. Der Ultraschallkopf sendet Schallwellen aus, die vom Körpergewebe unterschiedlich stark zurückgeworfen werden. Diese reflektierten Wellen werden dann in ein Bild umgesetzt.

Mithilfe der Sonographie – insbesondere der Endosonographie – kann der Arzt feststellen, wie weit sich z. B. Geschwüre in der Speiseröhren- oder Magenwand bereits ausgebreitet haben. Eine Routineuntersuchung bei Sodbrennen oder der Refluxkrankheit ist die Endosonographie jedoch nicht.

> Die Ultraschalluntersuchung wird bei Verdacht auf eine Refluxkrankheit nicht immer eingesetzt.

Messung des Säuregehalts

Stellt der Arzt Veränderungen der Speiseröhre fest, die auf den Rückfluss von Magensäure hindeuten, wird er möglicherweise auch eine Bestimmung des Säuregehalts in der Speiseröhre vornehmen. Eventuell führt er diese Untersuchung auch durch, wenn keine Veränderungen der Speiseröhre sichtbar sind. Zur Bestimmung des Säurewerts wird dem Patienten wiederum eine kleine elektrische Sonde in die Speiseröhre eingeführt, die misst, wie hoch der Säuregehalt an unterschiedlichen Stellen der Speiseröhre ist. Auf der Basis dieser Ergebnisse kann der Arzt oft auch Rückschlüsse auf die Schwere der Refluxkrankheit ziehen.

Manometrie – was ist das?

Falls der Arzt Ihnen vorschlägt eine Manometrie durchzuführen, heißt das, er will den Verschluss des Magens zur Speiseröhre prüfen. Mithilfe eines Spezialgeräts untersucht er, wie stark der Druck im Bereich des Übergangs von der Speiseröhre zum Magen ist und ob er noch ausreicht, um den Verschluss des Magens aufrechtzuerhalten.

Medikamente gegen das lästige Übel

Bei häufig auftretendem Sodbrennen und natürlich bei der Refluxkrankheit, bei der Refluxösophagitis sowie bereits bestehenden Veränderungen der Speiseröhre wird der Arzt die adäquate Behandlung einleiten. Meistens ist das zunächst eine medikamentöse Therapie. Auch gegen Sodbrennen, das nur hin und wieder auftritt, kann der Arzt die Einnahme bestimmter Präparate empfehlen.

Welche Präparate der Arzt auswählt, ist selbstverständlich davon abhängig, wie stark ausgeprägt das Sodbrennen ist und wie sehr die Speiseröhre bereits geschädigt ist.

Bei starken Beschwerden: Einsatz von Protonenpumpen-blockern

Als Präparat der Wahl bei einer chronischen, d. h. lang andauernden Refluxkrankheit gelten heute die Protonenpumpenblocker. Die bekanntesten Wirkstoffe sind Omeprazol, Lansoprazol und Pantoprazol. Das bekannteste Medikament mit dem Handelsnamen Antra® enthält Omeprazol. Dieser Wirkstoff verringert die Produktion der Magensäure – damit wird die Säurebelastung der Speiseröhre reduziert. Selbstverständlich werden Protonenpumpenblocker auch zur Behandlung von Entzündungen der Speiseröhre, die durch einen Rückfluss von Magensäure hervorgerufen wurden, eingesetzt.

Antra® und andere Protonenpumpenblocker sind nur auf Rezept erhältlich. Während einer länger dauernden Therapie mit einem Proto-nenpumpenblocker muss der Patient unter ärztlicher Kontrolle stehen.

Wie schnell wirkt ein Protonenpumpen-blocker?

Bei der Refluxkrankheit wird das Präparat Antra® vom Arzt in der Regel zunächst für vier Wochen in einer Dosis von 20 mg verordnet; je nach Schwere der Beschwerden bzw. nach Folgeschäden der Speiseröhre kann der Arzt diese Dosis erhöhen, meist auf bis zu 40 mg pro Tag. Auch die Dauer der Behandlung kann verlängert werden. Die Wirkung von Antra® zeigt sich in der Regel innerhalb von 24 Stunden, nach etwa vier Tagen ist die maximale Wirkung erreicht, das heißt, die Herstellung der Magensäure sollte erheblich verringert sein und die Beschwerden sollten nachgelassen haben.

Falls nach einer vierwöchigen Behandlungszeit immer noch Beschwerden auftreten, sollte der Arzt weiterführende Untersuchungen durchführen. Häufig wird das Medikament nach dieser Zeit geringer dosiert (Tagesdosis: in der Regel zehn Milligramm, kann aber ebenfalls erhöht werden), bis es schließlich – auf Anweisung des Arztes – ganz abgesetzt wird. In manchen Fällen ist jedoch eine längere Einnahme notwendig.

So genannte Protonen-pumpen-blocker reduzieren die Magensäurepro-duktion und dämmen damit die Refluxkrankheit ein.

1998 arbeitete man an der Entwicklung eines Säure-hemmers, der seine Wirkstoffe viel schneller an den Körper abgibt, als herkömmliche Präparate.

Die Einnahme eines Protonenpumpenblockers mit dem Wirkstoff Omeprazol schränkt den Patienten in seinem Leben in keiner Weise ein. Er darf z. B. weiterhin Auto fahren und auch schwere Maschinen bedienen.

Wann ist besondere Vorsicht geboten?

Vor der Einnahme von Medikamenten mit dem Wirkstoff Omeprazol muss der Arzt unbedingt ausschließen, dass der Patient an Magenkrebs erkrankt ist. Denn die Einnahme solcher Präparate kann im Einzelfall Symptome überdecken, die auf eine Krebserkrankung hindeuten. Und bei Krebs ist schließlich immer eine rasche Behandlung notwendig.

Auch für Kinder eignen sich Protonenpumpenblocker mit Omeprazol nur begrenzt. Bislang liegen zu wenig Erfahrungen bei der Behandlung von Kindern mit diesen Präparaten vor,

als dass sie ihnen ohne weiteres verschrieben werden dürften. Nur im Einzelfall – wenn klar ist, dass der Nutzen die möglichen Risiken stark übersteigt – sollte der Arzt einem Kind ein solches Präparat verordnen.

Unerwünschte Wirkungen – was tun?

Es gibt kein wirksames Medikament, das nicht auch unerwünschte Nebenwirkungen nach sich ziehen kann – Protonenpumpenblocker mit dem Wirkstoff Omeprazol können im Einzelfall selbstverständlich auch Nebenwirkungen hervorrufen. Allerdings sind diese – wie klinische Studien beweisen – meistens nur geringfügiger Natur. In der Regel überwiegt bei geringen Nebenwirkungen der Nutzen des Präparats. Spätestens mit Absetzen des Medikaments verschwinden auch die Nebenwirkungen wieder.

Dennoch sollte kein Patient daran denken, das Medikament eigenmächtig abzusetzen, wenn eine oder mehrere unerwünschte Wirkungen auftreten. Stattdessen sollten die Betroffenen den Arzt aufsuchen, mit ihm über ihre Probleme sprechen und gemeinsam mit dem Arzt eine Lösung suchen.

Wenn das Präparat abgesetzt werden muss, weiß der Arzt immer am besten, welches andere Medikament

---

Mögliche Nebenwirkungen von Protonenpumpenblockern mit Omeprazol

- *Kopfweh*
- *Bauchweh*
- *Durchfall*
- *Übelkeit*
- *Verstopfung*
- *Erbrechen*
- *Blähungen*
- *Hautausschlag*
- *Juckreiz*
- *Erhöhte Lichtempfindlichkeit der Haut*
- *Schlafstörungen*
- *Nesselsucht*
- *Ameisenlaufen*
- *Müdigkeit*
- *Schwindelgefühle*
- *Haarausfall*
- *Entzündung der Mundschleimhaut*
- *Ödeme*
- *Vergrößerung der Brustdrüse des Mannes*

den größten Nutzen für den Patienten bietet.

Antazida – die Säurebinder

Bei weniger starkem Sodbrennen hat sich der Einsatz von so genannten Antazida bewährt. Dies sind Medikamente, die die Magensäure unter anderem in der Speiseröhre binden und somit die Beschwerden für einige Zeit lindern. Bei einer Speiseröhrenentzündung können sie zum Teil recht gute Dienste leisten, z. B. wenn Protonenpumpenblocker nicht vertragen werden.

Die meisten Antazida sind rezeptfrei in der Apotheke zu erhalten, dennoch ist es sinnvoll (vor allem bei häufiger auftretendem Sodbrennen), vor der Einnahme mit dem Arzt zu sprechen. Möglicherweise verbirgt sich hinter dem Sodbrennen ja eine Refluxkrankheit; außerdem besteht die Gefahr, dass die Speiseröhrenschleimhaut sich bösartig verändert.

In der Regel enthalten Antazida die Stoffe Magnesium- und Aluminiumhydroxid oder andere Magnesium- und Aluminiumverbindungen.

Wann ist der Einsatz von Antazida sinnvoll?

Wenn man nur hin und wieder unter Sodbrennen leidet (z. B. nach einer

Markennamen von Antazida	
• Maaloxan®	• Megalac
• Maaloxan® forte	Almasilat®
• Magaldrat® Heumann	• Riopan®
	• Talcid®
• Marax®	• Trigastril®

sehr fettreichen Mahlzeit), kann die Einnahme von Antazida durchaus sinnvoll sein, denn diese Säurebinder bringen die Beschwerden meist schnell zum Abklingen. Auch nach einer mehrwöchigen Therapie einer noch relativ gering ausgeprägten Speiseröhrenentzündung (Refluxösophagitis) mit Protonenpumpenblockern stellen viele Ärzte die Behandlung allmählich auf Antazida um. Wer unter Sodbrennen als Folge des Reizmagen-Syndroms leidet, findet häufig ebenfalls nach der Einnahme von Antazida Erleichterung. Vor Veränderungen der Speiseröhrenschleimhaut schützen Antazida jedoch nicht.

Die Einnahme von Antazida

Antazida sollten stets etwa eine Stunde nach der Mahlzeit sowie vor dem Schlafengehen eingenommen werden, damit die Beschwerden wirksam gelindert werden. Länger als fünf Ta-

Wer Nierenprobleme hat, sollte vor der Einnahme von Antazida unbedingt mit seinem Arzt sprechen!

ge hintereinander sollten sie nur nach Verordnung des Arztes genommen werden, denn ihre Einnahme kann im Einzelfall schwerwiegendere Erkrankungen überdecken.

Nicht geeignet sind Antazida jedoch für alle Personen, deren Nierenfunktion stark eingeschränkt ist. Auch Patienten, deren Nierenfunktion in geringerem Maße eingeschränkt ist, sollten vor der Einnahme von Antazida unbedingt den Arzt konsultieren.

Wenn ein Patient bestimmte andere Arzneimittel gleichzeitig verordnet bekommt (z. B. Antibiotika aus der Gruppe der Tetrazykline oder Eisenpräparate), sollten diese zeitversetzt zu dem Antazidum genommen werden, denn sonst können die anderen Präparate nicht ausreichend vom Körper aufgenommen werden. Eine oder zwei Stunden sollten schon zwischen der Einnahme eines Antazidums und eines anderen Präparats, das mit dem Antazidum „in Konflikt" geraten könnte, liegen.

Wie sieht's mit Nebenwirkungen aus?

In der Regel sind Antazida gut verträglich, nur für Patienten mit eingeschränkter Nierenfunktion sind sie weniger gut geeignet, denn in manchen Fällen kann es zu einer Anrei-

cherung von Magnesium im Blut (Hypermagnesie) und von Aluminium in Nerven und Knochen und damit zur Störung der Knochenbildung kommen. Doch auch bei allen anderen Patienten, die regelmäßig Antazida nehmen, sollte der Arzt den Gehalt von Aluminium im Blut in regelmäßigen Abständen bestimmen, denn dieser sollte einen bestimmten Wert nicht überschreiten.

Hin und wieder können Antazida auch Verdauungsschwierigkeiten hervorrufen. Insbesondere bei langer und hoch dosierter Einnahme der Präparate kann es zu einer Erweichung des Stuhls, im Einzelfall zu Durchfall kommen. Selbstverständlich sollten Sie Ihren Arzt auch über andere gesundheitliche Beschwerden, die Sie auf die Einnahme eines Antazidums zurückführen, informieren.

Weitere Medikamente gegen Sodbrennen und Refluxkrankheit

Bevor die Behandlung der Refluxkrankheit mit Protonenpumpenblockern zur Therapie Nr. 1 bei der Refluxkrankheit und der Refluxösophagitis wurde, standen weitere Präparate, die so genannten Histaminrezeptorantagonisten, abgekürzt H_2-Blocker, zur Behandlung dieser Erkrankungen hoch im Kurs. H_2-

Blocker, die die Wirkstoffe Cimetidin, Famotidin, Nizatidin, Ranitidin oder Roxatidin enthalten, hemmen die Bildung von Magensäure. Das heißt, sie schränken damit auch den Rückfluss von Magensäure in die Speiseröhre ein. Im Großen und Ganzen sind H_2-Blocker jedoch weniger wirksam als Protonenpumpenblocker (sie haben nur eine Wirkungsdauer von wenigen Stunden), weshalb sie heutzutage in wesentlich geringerem Maße vom Arzt verschrieben werden als noch vor einigen Jahren.

Wann die Einnahme von H_2-Blockern günstig ist

H_2-Blocker gelten bei Refluxkrankheit und Refluxösophagitis heute als Ersatz für Protonenpumpenblocker wie Antra®, wenn diese nicht genommen werden dürfen (z. B. beim Auftreten unerwünschter Wirkungen). Auch kann ihre Einnahme im Anschluss an eine Therapie mit Protonenpumpenblockern sinnvoll sein. Auch bei einer Übersäuerung des Magens infolge von starken Belastungen (Stress) verordnen Ärzte hin und wieder noch H_2-Blocker, weil Protonenpumpenblocker eine für diesen Fall viel zu einschneidende Wirkung auf die Säureproduktion des Magens hätten. Sie blockieren die Säureherstellung nahezu. H_2-Blocker hemmen sie nur.

Mögliche Nebenwirkungen von H_2-Blockern (abhängig vom Wirkstoff)

- *Kopfweh*
- *Durchfall*
- *Schwindelgefühle*
- *Verdauungsstörungen*
- *Bauchschmerzen*
- *Erbrechen*
- *Hautausschlag*
- *Verwirrungszustände*
- *Depressionen*
- *Sexualstörungen*

Selten:
- *Leberschäden*
- *Schwächung des Immunsystems*
- *Schwierigkeiten bei der Blutbildung*

Worauf zu achten ist

Falls Sie unter einer Erkrankung der Leber oder der Nieren leiden, sollten Sie das Ihrem Arzt mitteilen, bevor er Ihnen einen H_2-Blocker verordnet. In diesem Fall müssen nämlich regelmäßige ärztliche Kontrollen stattfin-

---

Handelsnamen von H_2-Blockern und ihre Wirkstoffe

- *CimLich®* *(Cimetidin)*
- *Ganor®* *(Famotidin)*
- *Gastroprotect®* *(Cimetidin)*
- *H_2 Blocker ratiopharm (Cimetidin)*
- *Nizax Lilly®* *(Nizatidin)*
- *Pepdul®* *(Famotidin)*
- *Roxit®* *(Roxatidin)*
- *Sostril®* *(Ranitidin)*
- *Tagamet®* *(Cimetidin)*
- *Zantic®* *(Ranitidin)*

---

den, denn (glücklicherweise) selten können Leber und Nieren durch die Einnahme dieser Medikamente weitere Schäden davontragen. Achten Sie in jedem Fall auch auf den „Waschzettel", der dem Medikament beiliegt. Denn bei der zeitgleichen Einnahme von H_2-Blockern und bestimmten anderen Arzneimitteln kann es zu unangenehmen Wechselwirkungen zwischen den Präparaten kommen.

Wie sieht es mit der Behandlung von Sodbrennen mit kohlensaurem Natron aus?

Mittel, die kohlensaures Natron enthalten, sollten Sie gegen das Sodbrennen lieber nicht nehmen, auch wenn sie rezeptfrei erhältlich sind.

Vielleicht haben Sie von einem Bekannten ja schon einmal den vermeintlich guten Tipp erhalten, dass gegen das Sodbrennen ein Medikament hilft, das kohlensaures Natron (Natriumhydrogencarbonat) enthält. Es stimmt: Diese Medikamente können Sodbrennen, das z. B. nach dem übermäßigen Genuss von Alkohol oder nach einem zu fetten Essen auftritt, durchaus rasch lindern. Dennoch sollten Sie vorsichtig sein, wenn Sie ein solches Präparat nehmen. Die möglichen Nebenwirkungen sind nämlich nicht ganz ohne!

Nach der Einnahme von kohlensaurem Natron kann es im Einzelfall zu einer Alkalisierung des Bluts kom-

men. Was das heißt? Ganz einfach: Im Normalfall hat das Blut einen ganz bestimmten pH-Wert. Das ist der Wert, mit dem der Säuregrad einer Flüssigkeit angegeben wird. Der pH-Wert des Bluts liegt im Normalfall bei etwa 7,45. Steigt er über einen Wert von 7,8 an (das wäre ein alkalischer pH-Wert), ist das für den Betroffenen lebensbedrohlich. Deshalb sollte man mit Medikamenten, die eine Alkalisierung des Bluts bewirken können, immer vorsichtig sein.

Auch der Magen kann im Übrigen unter Medikamenten leiden, die kohlensaures Natron enthalten: Es kann infolge einer verstärkten Gasentwicklung zur Aufblähung des Magens kommen. Ein unangenehmes, zum Teil schmerzhaftes Druck- oder Völlegefühl ist die Folge.

Schleimhautschützende Mittel

Relativ selten werden heute noch schleimhautschützende Mittel (z. B. Sucralfat-ratiopharm® oder Ulcogant®) bei Sodbrennen verordnet, die den Wirkstoff Sucralfat enthalten. Diese Medikamente werden eher bei Magen- oder Zwölffingerdarmgeschwüren eingesetzt. Die Präparate legen sich auf die Schleimhaut und machen sie für die Magensäure praktisch undurchlässig, sodass die Schmerzen gelindert werden. Leider bekämpft man damit nur die Symptome, das eigentliche Übel, das Sodbrennen, wird mit diesen Medikamenten nicht bekämpft.

Außerdem können diese Präparate eine Reihe von unerwünschten Nebenwirkungen nach sich ziehen. Dazu gehören Verstopfung, Erbrechen, Übelkeit, Schwindelgefühle, Müdigkeit und Rückenbeschwerden. Wer unter einer eingeschränkten Nierenfunktion leidet, sollte mit der Einnahme dieser Präparate sehr vorsichtig sein.

Wenn das Sodbrennen Folge eines Reizmagen-Syndroms ist …

Auch beim Sodbrennen infolge eines Reizmagen-Syndroms kann die Einnahme von säurehemmenden oder säurebindenden Mitteln durchaus sinnvoll sein – je nachdem, wie stark das Sodbrennen ist, wie häufig es auftritt und wie stark die Schäden an der Speiseröhre sind, die es bereits hinterlassen hat. Am sinnvollsten ist es natürlich auch in diesem Fall, gemeinsam mit dem Arzt das geeignete Medikament auszuwählen.

Abzuraten ist in den meisten Fällen jedoch von der Einnahme von Beruhigungsmitteln vom Benzodiazepin-Typ. Hin und wieder – wenn das Reizmagen-Syndrom augenscheinlich auf Stress und Belastungen zurückzuführen ist – wird dem Patienten nämlich die Einnahme eines solchen Medikaments empfohlen. Doch leider kann es bereits nach einer relativ kurzen Zeit zu einer Abhängigkeit von diesen Medikamenten kommen. Nach Absetzen des Präparats werden die Ängste und der Stress nicht selten als sehr viel größer empfunden, genauso die körperlichen Symptome (darunter Sodbrennen). Verständlich, dass der Wunsch wächst, erneut auf das „bewährte" Beruhigungsmittel zurückzugreifen.

Im Notfall hilft die Operation

Bei einem Zwerchfellbruch, der sehr häufig Auslöser des Sodbrennens ist, ist die Operation das letzte Mittel, um die Refluxkrankheit in den Griff zu bekommen. Denn eine Operation stellt immer ein Risiko dar und in ihrer Folge können andere Beschwerden auftreten. Deshalb wird jeder Arzt zunächst versuchen die Refluxkrankheit durch andere Methoden zu behandeln. Wie Sie dazu beitragen können, die Refluxkrankheit einzudämmen, erfahren Sie im folgenden Kapitel. In jedem Fall sollten alle Möglichkeiten der Therapie ausgeschöpft sein,

Das Reizmagen-Syndrom kann ebenfalls mit den Medikamenten behandelt werden, die gegen Sodbrennen eingesetzt werden.

bevor ein chirurgischer Eingriff vorgenommen wird.

Wann zu einer Operation geraten wird

Der Arzt wird eine Operation immer dann vorschlagen, wenn die medikamentöse Behandlung und Selbsthilfemaßnahmen des Patienten keinen Erfolg gebracht haben. Nach einer Zeit von etwa sechs Monaten kann man absehen, ob die Behandlung erfolgreich war oder nicht. Auch wenn die Beschwerden des Patienten so stark sind, dass Medikamente sie nicht lindern, wird er wahrscheinlich einen operativen Eingriff vorschlagen. Genauso wird er reagieren, wenn die Speiseröhre durch Narbenbildung bereits verengt ist oder wenn die Gefahr besteht, dass es zu bösartigen Veränderungen der Speiseröhre durch den Rückfluss der Magensäure kommt. Denn bei einer Refluxerkrankung sollte der Arzt den Zustand der Speiseröhre in regelmäßigen Abständen überprüfen, um sicherzustellen, dass bösartigen Veränderungen vorgebeugt wird bzw. dass sie möglichst rasch entdeckt werden.

So unangenehm der Gedanke an eine Operation für den Patienten auch ist, in all den eben genannten Fällen ist ein chirurgischer Eingriff sicher sinnvoller als das Risiko einzugehen, dass Krebs der Speiseröhre entstehen könnte.

Der Verlauf der Operation

Es gibt verschiedene Möglichkeiten, die Lücke im Zwerchfell operativ zu verschließen. Beispielsweise kann der Chirurg den Magen so am Zwerchfell befestigen, dass Magensäure nicht mehr zurück in die Speiseröhre fließen kann. Er kann aber auch den Magen so „formen", dass er nicht mehr durch das Zwerchfell rutschen kann. Jede dieser Operationsmethoden hat ihre Vor- und ihre Nachteile. Beispielsweise ist der Patient in manchen Fällen nach der Operation nicht mehr in der Lage, Luft durch Aufstoßen aus dem Magen zu lassen. Diese Tatsache kann sehr unangenehm für den Patienten sein, da sich die Luft im Magen ansammelt und Beschwerden verursachen kann.

Natürlich ist nicht gesagt, dass nach dem Eingriff zwangsläufig Beschwerden auftreten, aber der Arzt sollte Ihnen nicht verschweigen, was möglicherweise auf Sie zukommen könnte. Heute ist es aber sowieso allgemein üblich, dass der Chirurg vor einer Operation mit dem Patienten spricht, ihn über Risiken und Nutzen der Operation aufklärt und mit ihm genau bespricht, was während des

Bevor der Arzt zu einer Operation rät, werden im Regelfall alle anderen Behandlungsmöglichkeiten ausgeschöpft.

Eingriffs unternommen wird. In der Regel erhält der Patient zudem ein Merkblatt, in dem alle möglichen Gefahren der Operation noch einmal detailliert aufgelistet sind und das er unterschreiben muss. Damit gibt er die Einwilligung zur Operation und bescheinigt, über die Risiken aufgeklärt worden zu sein. Die Operation wird unter Vollnarkose vorgenommen, sodass Sie von dem Eingriff nichts mitbekommen. Die Aufenthaltsdauer im Krankenhaus nach der Operation ist von Klinik zu Klinik unterschiedlich und selbstverständlich auch von der allgemeinen Verfassung des Patienten abhängig.

Heute hat die laparoskopische Technik (minimal invasive Chirurgie) in der chirurgischen Behandlung der Refluxkrankheit die konventionelle Technik fast vollständig ersetzt. Dadurch wird der Krankenhausaufenthalt kürzer und die postoperativen Beschwerden sind minimalisiert.

Wenn das Sodbrennen schwere Folgen hat …

Bei einem bis drei Prozent aller Patienten mit einer Refluxösophagitis kommt es nach längerer Krankheitsdauer leider zu bösartigen Veränderungen der Speiseröhre bzw. zu anderen Komplikationen (z. B. narbige Veränderungen der Speiseröhre, Ver-

änderungen an Lunge und Herz). Deshalb ist es so wichtig, dass Patienten mit einer Refluxkrankheit in regelmäßigen Abständen den Arzt aufsuchen, um die Speiseröhre untersuchen zu lassen. Außerdem sollten sie sich genau an die Anweisungen des Arztes halten, z. B. auf keinen Fall eine medikamentöse Therapie auf eigene Faust abbrechen.

Falls der Arzt dennoch eine bösartige Speiseröhrenveränderung entdecken sollte, heißt die Devise schnell handeln. Als Allererstes wird der Arzt sicher untersuchen, wie weit sich eine Geschwulst bereits in der Speiseröhre ausgebreitet hat. Wenn ein Patient regelmäßig untersucht wurde, sollte sie noch nicht auf die Nachbargewebe übergegriffen haben. Um Größe und Ausbreitung des Tumors festzustellen, wird der Arzt möglicherweise eine Computertomographie (das ist eine spezielle Form der Röntgenuntersuchung) anordnen. Eventuell ist aber auch eine Ultraschalluntersuchung mittels eines Schallkopfs, der in die Speiseröhre eingeführt wird (Endosonographie) ausreichend.

Die Behandlung des Speiseröhrenkarzinoms

Eine bösartige Geschwulst der Speiseröhre zu entfernen ist leider nicht

Treten anhaltende Schluckbeschwerden auf, sollten Sie unbedingt zum Arzt gehen, um die Speiseröhre auf Veränderungen untersuchen zu lassen!

immer ganz einfach, denn der Chirurg muss gleichzeitig auch einen Teil der Speiseröhre mitentfernen. Im oberen Teil der Speiseröhre ist das sehr schwierig, häufig ist in diesen Fällen eine Operation nicht möglich. Befindet sich die Geschwulst jedoch weiter unten in der Speiseröhre, wird es immer wahrscheinlicher, dass eine Operation erfolgreich durchgeführt werden kann (erfolgreich heißt in diesem Fall leider nicht immer, dass der Patient vollständig vom Krebs geheilt ist).

Die Entfernung eines Teilstücks der Speiseröhre kann sich manchmal etwas schwierig gestalten. Denn häufig wird der Teil der Speiseröhre, den der Chirurg entfernt hat, durch ein anderes Gewebsstück, z. B. durch einen Abschnitt des Darms, ersetzt. In diesem Fall müssen sozusagen zwei Eingriffe auf einmal vorgenommen werden: Erstens muss der Operateur einen geeigneten Teil des Darms entnehmen und die beiden Darmabschnitte miteinander verbinden, zweitens muss er einen Abschnitt der Speiseröhre entfernen und diesen durch das Darmstück ersetzen. Eine solche Operation ist natürlich für den Patienten sehr belastend. In den Fällen, in denen es möglich ist, wird der Chirurg deshalb immer nur den betroffenen Speiseröhrenabschnitt ent-

Eine Strahlenbehandlung wird zusätzlich auch meist durchgeführt, wenn eine Operation vorgenommen wurde.

fernen und den Rest der Speiseröhre direkt mit dem Magen verbinden.

Wenn eine Operation nicht durchführbar ist, gibt es noch die Möglichkeit, eine Strahlentherapie vorzunehmen, um das Wachstum der Krebszellen einzudämmen und die bestehenden Krebszellen abzutöten. Leider gelingt es nur in wenigen Fällen, mit Hilfe der Bestrahlung den Krebs zu besiegen. Dennoch sollte kein Patient auf diese Therapie verzichten – einerseits kann sie gegen Beschwerden helfen, andererseits besteht schließlich immer die Chance, dass die Behandlung anschlägt. Dennoch sollten alle Betroffenen wissen, dass eine Strahlentherapie auch immer eine Belastung für den Körper darstellt, denn durch die Bestrahlung werden auch gesunde Körperzellen in Mitleidenschaft gezogen. Eine Chemotherapie, die Krebszellen, aber auch gesunde Zellen abtötet, hat bei Speiseröhrenkrebs in der Regel keinen großen Erfolg. Deshalb: Anhaltendes Sodbrennen und die Refluxkrankheit nicht auf die leichte Schulter nehmen, sondern sofort zum Arzt gehen!

Spezialfall Schwangerschaft

Gegen das Sodbrennen, das in der Schwangerschaft besonders im letzten Drittel häufig auftritt, brauchen Sie nicht mit so schweren Geschützen vorzugehen wie gegen die Refluxkrankheit. Das wäre auch nicht im Sinne des ungeborenen Kindes – schließlich können Medikamente über die Plazenta, den Mutterkuchen, auch auf das Kind übergehen und ihm im Einzelfall schaden.

In den meisten Fällen hört das Sodbrennen nach der Geburt wieder auf, sodass Sie nicht befürchten müssen, dass es zu bösartigen Veränderungen der Speiseröhre kommt. Dennoch wird Sodbrennen von den betroffenen Frauen gerade in der Schwangerschaft nicht nur als lästig und unangenehm, sondern häufig als sehr schmerzhaft empfunden, weshalb sie gern etwas dagegen unternehmen möchten.

Besser keine Medikamente!

Bevor eine Schwangere auf Medikamente gegen Sodbrennen zurückgreift, sollte sie auf altbewährte Hausmittel zurückgreifen (siehe nächstes Kapitel) und eventuell ihren Lebensstil etwas ändern. Wenn diese Maßnahmen keine Erleichterung bringen,

ist es sinnvoll mit dem Arzt zu sprechen, welche Arzneimittel gefahrlos genommen werden können. Die meisten Antazida beispielsweise können auch Schwangere ohne Gefahr für das Kind verwenden, was allerdings nicht heißt, dass sich eine Schwangere nun in der Apotheke mit frei verkäuflichen Antazida eindecken sollte, ohne den Arzt zu fragen, ob diese Mittel für sie geeignet sind. Bei allen Medikamenten, die in der Schwangerschaft genommen werden sollen, muss unbedingt Rücksprache mit dem Arzt gehalten werden! Das Gleiche gilt im Übrigen auch für die Stillzeit, denn über die Muttermilch nimmt das Kind ebenfalls Rückstände von Medikamenten auf.

Das besonders wirksame Medikament Antra® (bzw. der Wirkstoff Omeprazol) sollte bei Sodbrennen in der Schwangerschaft in keinem Fall auf eigene Faust genommen werden, denn bislang ist noch nicht 100-prozentig sicher, ob es dem ungeborenen Kind schaden kann. Der Arzt sollte es einer Schwangeren deshalb auch nur verschreiben, wenn der Nutzen für die Mutter das Risiko für das Kind bei weitem übersteigt.

Hausmittel sind die Mittel der Wahl bei Sodbrennen in der Schwangerschaft.

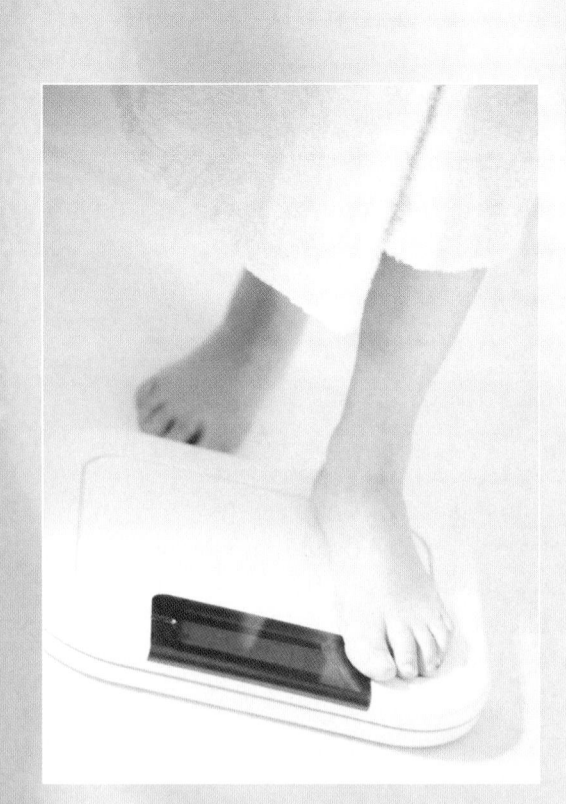

Tipps für die Selbsthilfe

Fast noch wichtiger als die medizinische Therapie ist bei Sodbrennen die Selbsthilfe. Das bedeutet natürlich nicht, dass Sie überhaupt keine Medikamente nehmen sollen, es heißt lediglich, dass Sie Ihr Leben ein wenig umstellen müssen und vielleicht einige lieb gewonnene Gewohnheiten ablegen sollten. Viele Menschen – vor allem all die, die nur hin und wieder unter Sodbrennen leiden – bekommen ihre Beschwerden selbst in den Griff, indem sie einige ganz einfache Regeln beachten. Zudem gibt es natürlich noch eine Reihe von Hausmitteln, mit denen Sie versuchen können gegen das Sodbrennen vorzugehen. Oft genug haben diese bewährten Mittel großen Erfolg, sodass darauf verzichtet werden kann, Medikamente einzunehmen.

Auch wenn Sie unter der Refluxkrankheit leiden, sollten Sie einige Verhaltensregeln beachten und ruhig einmal auf die bewährten Hausmittel zurückgreifen. Sie unterstützen damit die medizinische Therapie. Die meisten Ärzte sind dazu übergegangen, ihren Patienten ebenfalls Ratschläge mit auf den Weg zu geben, was sie selbst gegen ihr Sodbrennen unternehmen können.

Was tun, wenn's hinterm Brustbein brennt?

Wer unter Sodbrennen leidet, wünscht sich nichts sehnlicher, als dass die brennenden Schmerzen aufhören. Oft kann man bereits mit ganz einfachen Mitteln gegen das Sodbrennen vorgehen.

Wasser, Milch und Saft

Bei vielen hört das Sodbrennen bereits auf, wenn sie ein Glas kaltes Wasser in kleinen Schlucken zu sich nehmen. Auch kalte Milch – in kleinen Schlucken getrunken – hat oft die gleiche Wirkung. Meistens helfen diese Hausmittel jedoch nur, wenn das Sodbrennen nur gelegentlich auftritt. In manchen Fällen verschlimmern sie das Sodbrennen leider sogar.

Wer häufiger unter Sodbrennen leidet, kann ruhig einmal eine Kur mit Weißkohlsaft ausprobieren. Dieser Saft ist z. B. im Reformhaus erhältlich.

Hausmittel können bei Sodbrennen durchaus hilfreich sein, auch wenn sie manchmal belächelt werden.

Über den Zeitraum von einer Woche sollte täglich ein halber Liter dieses Safts getrunken werden. Doch mit diesem Hausmittel ist es genau wie mit den anderen Mitteln: Manchen hilft es, anderen leider nicht.

Nahrungsmittel gegen Sodbrennen

Auch einige Nahrungsmittel können bei Sodbrennen hilfreich sein, z. B. trockenes Brot. Hier gilt ebenfalls wieder: Probieren geht über Studieren – wenn die Speise Ihnen hilft, ist es gut, schaden kann sie Ihnen jedoch auch dann nicht, wenn sie nichts nützt.

Nehmen Sie beim ersten Anzeichen von Sodbrennen eine Scheibe trockenes Brot zur Hand, beißen kleine Stücke davon ab und kauen diese gründlich, bevor Sie sie herunterschlucken.

Möglicherweise helfen Ihnen aber auch Mandeln. Nehmen Sie eine Handvoll Mandeln zur Hand und kauen Sie eine nach der anderen vor dem Schlucken gründlich.

Erkennen und Ändern von Gewohnheiten

Die eben genannten Hausmittel werden gegen akutes Sodbrennen einge-

Manchmal hilft der Verzehr von trockenem Brot gegen Sodbrennen.

setzt – viel wichtiger ist es jedoch, es gar nicht erst zu Sodbrennen kommen zu lassen, sondern den Beschwerden vorzubeugen. Dazu ist vielfach aber eine Änderung der Lebensgewohnheiten erforderlich.

Kleinere Mahlzeiten statt üppiger „Gelage"

Die meisten von uns sind es gewohnt, täglich drei große Mahlzeiten zu sich zu nehmen: Frühstück, Mittag- und Abendessen. Vielleicht gibt es zwischendurch noch einen Apfel oder ein Stück Kuchen, falls die Abstände zwischen den Mahlzeiten zu groß sein sollten. Das wär's jedoch in den meisten Fällen. Kein Wunder, dass viele von uns zu den Mahlzeiten über die Stränge schlagen und viel zu viel essen – die Zeit zwischen den Mahlzeiten ist einer ganzen Reihe von Menschen einfach zu lang, sodass sie nahezu ausgehungert sind, wenn „endlich" wieder die Essenszeit naht. Doch genau das ist mit das Falscheste, was man tun kann, wenn man sowieso schon unter Sodbrennen leidet.

Üppige, womöglich noch sehr fettreiche Mahlzeiten regen die Produktion von Magensäure in einem größeren Maße an, als es kleinere Mahlzeiten tun. Somit besteht auch eine erhöhte Gefahr, dass es nach dem Essen zu Sodbrennen kommt.

Viel sinnvoller ist es, fünf bis sechs kleinere Mahlzeiten über den ganzen Tag verteilt zu sich zu nehmen. Damit tun Sie sich einen großen Gefallen, wenn Sie unter häufigem Sodbrennen leiden, denn die Magensäureproduktion wird durch kleinere Mahlzeiten nicht so stark angekurbelt – das Risiko für Sodbrennen sinkt.

Auch Berufstätige können problemlos mehrere kleinere Mahlzeiten auf der Arbeit verspeisen. Besonders gut als Snack zwischendurch eignen sich natürlich belegte Brote. Wenn Ihnen das zu langweilig vorkommt, werfen Sie doch einfach einmal einen Blick in Kochbücher, in denen auch Rezepte für Zwischenmahlzeiten zu finden sind. Sie werden sehen: Belegte Brote kann man auf die verschiedensten Arten zubereiten – mit Salat, mit Rohkost, mit köstlichen Käsesorten und Krabben und vielem mehr. So schnell kann das Essen da nicht langweilig werden! Außerdem können Sie ja auch etwas Abwechslung in Ihre Mahlzeiten bringen, indem Sie z. B. eine leckere Quarkspeise zubereiten, diese in ein Plastikschüsselchen füllen und mit zur Arbeit nehmen. Ein leckerer Salat passt ebenfalls in ein solches Schälchen – die Sauce können Sie in einem Extra-Plastikbehälter mitnehmen, damit der Salat nicht matschig wird.

Auch in der Kantine finden Sie bestimmt kleine Gerichte, die „nicht zu schwer im Magen liegen". Viele Kantinen bieten mittlerweile ein Salatbüfett oder ein kleines vegetarisches Gericht an.

Wenn Sie mehrere kleine Mahlzeiten am Tag zu sich nehmen, schlagen Sie nicht nur eine, sondern gleich zwei Fliegen mit einer Klappe: Nicht nur das Sodbrennen wird sich voraussichtlich bessern, auch werden Sie wahrscheinlich weniger Probleme haben Ihr Gewicht zu halten oder es zu reduzieren (zumindest, wenn die Zwischenmahlzeiten nicht aus Süßigkeiten bestehen!). Denn Sie werden sehen: Sie schlagen seltener beim Essen über die Stränge, weil Sie regelmäßig etwas zu sich nehmen und sich nicht „ausgehungert" an den gedeckten Tisch setzen. Damit wären wir übrigens auch schon beim nächsten Punkt:

Übergewicht reduzieren!

Die meisten Menschen, die unter einer Refluxkrankheit leiden, bringen ein paar Kilo zu viel auf die Waage. Dadurch erhöht sich der Druck im Bauchraum, der Verschluss vom Magen zur Speiseröhre hält nicht länger dicht und die Magensäure kann leichter in die Speiseröhre aufsteigen. Deshalb ist es wichtig, Übergewicht zu re-

Kleinere Mahlzeiten sorgen nicht nur dafür, dass es seltener zu Sodbrennen kommt, sie können auch dazu beitragen, Übergewicht zu reduzieren.

duzieren, wenn man unter häufig auftretendem Sodbrennen leidet. Schon allein mit einer Gewichtsreduktion bekommen manche Menschen ihre Refluxkrankheit in den Griff.

Abnehmen – aber wie?

Im Kampf gegen die Pfunde bringen Diäten meistens nicht viel.

Wenn Sie ein paar Kilo zu viel auf die Waage bringen, haben Sie sicher schon eine ganze Reihe von Diäten ausprobiert – schließlich findet man in vielen Zeitungen und Zeitschriften immer wieder neue Schlankheitskuren, die vollmundige Versprechen („Verlieren Sie zehn Kilo in zehn Tagen" usw.) machen. Doch leider ist der Erfolg bei den meisten Diäten nur von kurzer Dauer. Die fünf Kilo, die man mit einer Diät abgenommen hat, befinden sich innerhalb kurzer Zeit nach Beendigung der Diät doch wieder auf den Hüften – nicht selten sogar noch mehr. Dieses Auf und Ab des Gewichts wird auch als Jo-Jo-Effekt bezeichnet.

Der Jojo-Effekt

Dass das Gewicht zuerst sinkt und dann wieder steigt, ist kein Wunder! Stellt sich doch während einer Diät der gesamte Stoffwechsel um. Er verarbeitet die zugeführte Nahrung wesentlich langsamer, schließlich muss der Körper während der Diät mit weniger Energie aus der Nahrung aus-

kommen – da heißt es für den Organismus haushalten! Das ist auch der Grund, warum es ab einem gewissen Punkt der Diät mit der Gewichtsabnahme nur noch schleichend vorangeht. Dies ist im Übrigen auch oft der Zeitpunkt, an dem die Diät abgebrochen wird, da man ja doch keinen Sinn mehr in ihr sieht, wenn sich kein Gewichtsverlust auf der Waage ablesen lässt.

Nach Abbruch der Diät stellt sich der Körper nun leider auch nicht so schnell wieder um – er behält den verlangsamten Stoffwechsel noch eine Zeit lang bei. Schließlich könnte es ja sein, dass er bald wieder mit weniger Nahrung auskommen muss. Für diese Zeit müssen Energiereserven (in Form von Fett) gespeichert werden. Eine Vorsichtsmaßnahme des Körpers, die vielen gar nicht gefällt, sammeln sich die Pfunde doch schnell wieder an – meistens schneller, als sie verloren wurden. Aus diesem Grund sollten Sie es gar nicht erst mit irgendeiner obskuren Diät versuchen, wenn Sie abnehmen wollen. Stattdessen ist es sinnvoll, die Ernährung völlig umzustellen.

Die Umstellung der Ernährung

Im Prinzip muss man nur darauf achten, sich ausgewogen zu ernähren –

dann purzeln die Pfunde im Normal-fall – zwar langsamer als bei Crash-Diäten, doch dafür bleibt es langfristig bei der Gewichtsabnahme.

Sich ausgewogen zu ernähren heißt, möglichst wenig Fett (ca. 60 bis 80 g pro Tag), reichlich Kohlenhydrate (ca. 60 % der Nahrung) und nur in geringem Maße Eiweiße (ca. 10 % der Nahrung) zu sich zu nehmen. Der Dickmacher Nr. 1 ist in jedem Fall das Fett, von dem die meisten von uns über 100 g täglich zu sich nehmen. Wenn Sie sich dann vor Augen halten, dass ein Gramm Fett mit knapp neun Kilokalorien doppelt so viel Energie enthält wie 1 g Kohlenhydrate oder Eiweiß (ca. vier Kilokalorien pro Gramm), ist es kein Wunder, dass viele Menschen übergewichtig sind – zumal das Fett aus der Nahrung nahezu unverändert in den Fettzellen, unserem Speicher für „schlechte" Zeiten, eingelagert wird. Kohlenhydrate beispielsweise werden vom Körper viel eher verbraucht, z. B. für den „Betrieb" der Muskelzellen, und viel seltener in Fett umgewandelt. Also heißt die Devise für die meisten Menschen: das Nahrungsfett erheblich reduzieren! Fett einzusparen ist gar nicht so schwer: Nehmen Sie z. B. weniger Fleisch und Wurst zu sich, achten Sie beim Kochen oder Braten darauf, nicht zu viel Fett zu verwenden, be-

> ### Einige Ratschläge zur Gewichtsabnahme im Überblick
>
> - *Wenig Fleisch und Wurst essen, auf den Fettgehalt achten*
> - *Beim Kauf von Käse und Milch-produkten auf den Fettgehalt achten*
> - *Viel Obst, Gemüse und Salat essen*
> - *Zum Kochen immer wenig Fett verwenden*
> - *Auf Süßigkeiten verzichten*
> - *Milch nur in Maßen trinken, denn sie enthält viele Kalorien*
> - *Zurückhaltung beim Konsum von Alkohol und zuckerhaltigen Limonaden*
> - *Keine Fertig-gerichte essen*

achten Sie beim Einkauf den Fettgehalt von Speisen, z. B. von Käsesorten, essen Sie wenig Fertiggerichte, die vor Fett oft nur so strotzen. Stattdessen nehmen Sie möglichst viel Gemüse, Obst und Rohkost zu sich. Auch mit anderen kohlenhydratreichen Speisen wie Kartoffeln, Nudeln, Reis oder Brot brauchen Sie nicht zu geizen. Diese Nahrungsmittel stehen fälschlicherweise im Verdacht dick zu machen – dabei sind es meistens die Saucen (auf denen oft noch Fettaugen schwimmen), die zur Gewichtszunahme beitragen.

Natürlich müssen Sie jetzt noch darauf achten, dass Sie Ihrem Körper

Kohlen-hydratreiche Nahrungsmittel (Ausnahme: zuckerreiche Speisen) können Sie im Regelfall bedenkenlos zu sich nehmen.

nicht mehr Energie zuführen, als er benötigt (Frauen mit leichter Tätigkeit: ca. 2200 Kilokalorien/Tag, Männer: ca. 2400–2500). Das sollte allerdings leicht fallen, wenn der Großteil der Nahrung aus Gemüse, Obst und Rohkost besteht. Diese Nahrungsmittel enthalten in der Regel nur wenig Kalorien, sodass man sich an ihnen satt essen kann ohne zuzunehmen.

Nicht nur auf das Selbstbewusstsein hat eine Gewichtsabnahme positive Auswirkungen. Sie werden sehen: Je mehr sich Ihr Gewicht reduziert, umso seltener werden Sie auch unter Sodbrennen leiden. Wenn Sie den Fettanteil Ihrer Nahrung verringern, tun Sie damit ebenfalls etwas dafür, gegen das Sodbrennen anzugehen: Fettreiche Speisen sind nämlich oft der Auslöser für Sodbrennen.

Noch etwas: Wenn Sie eine Speise zu sich nehmen, kauen Sie sie gründlich und essen Sie möglichst langsam. Auf diese Weise muss Ihr Magen nicht so viel Magensäure produzieren, denn die Nahrungsmittel kommen schon stark zerkleinert im Magen an. Damit sinkt für Sie auch die Gefahr, dass es zu Sodbrennen kommt.

Je gründlicher die Speisen gekaut werden, umso unwahrscheinlicher ist es, dass Sodbrennen auftritt.

Falsch bei Sodbrennen: nach dem Essen ruhen

Zwar sagt ein altes Sprichwort: „Nach dem Essen sollst du ruhen oder 1000 Schritte tun", doch die erste Hälfte dieses Sprichworts sollten Refluxkranke besser schleunigst vergessen, auch wenn ihnen mit vollem Magen der Sinn nach Ausruhen stehen sollte. Wenn sich Menschen, die unter Sodbrennen leiden, nach dem Essen jedoch hinlegen, steigt die Wahrscheinlichkeit gewaltig an, dass Magensäure in die Speiseröhre rinnt und dort das schmerzhafte Brennen auslöst. Auf diese Weise muss die Magensäure noch nicht einmal gegen die Schwerkraft „arbeiten" – sie kann einfach und ungehindert in die Speiseröhre fließen. Also nehmen Sie sich lieber den zweiten Teil des Sprichworts zu Herzen und bewegen Sie sich nach dem Essen. Das tut auch Refluxkranken gut. Sie können sich aber stattdessen natürlich auch hinsetzen, wenn Sie sich lieber ein wenig ausruhen wollen.

Keine Mahlzeit vor dem Schlafengehen

Nach dem eben Gesagten ist klar, dass es sich für vom Sodbrennen Geplagte von selbst verbietet, kurz vor dem Zubettgehen noch eine größere Mahlzeit zu sich zu nehmen. Auch auf ein Betthupferl in Form von Süßigkeiten sollten sie besser verzichten. Am besten ist es, drei bis vier Stunden vor dem Schlafengehen die letzte Mahlzeit des Tages zu sich zu nehmen – dann stellen sich wahrscheinlich keine Beschwerden ein.

Eine gute Investition: ein höhenverstellbarer Lattenrost fürs Bett

Alle, die vornehmlich nachts unter Sodbrennen leiden (erkennbar an einem rauen Hals nach dem Aufwachen sowie am gelben oder feuchten Fleck auf dem Kissen), sollten ihrer Gesundheit zuliebe die Investition nicht scheuen, einen – zumindest am Kopfende – höhenverstellbaren Lattenrost für ihr Bett zu kaufen. Wenn der Kopf beim Schlafen etwa 20 cm höher liegt als der Rest des Körpers, erschwert dies das Zurückfließen der Magensäure in die Speiseröhre – die Speiseröhrenschleimhaut wird geschont und kann sich erholen. In dieser Position dürfen Sie auch ausnahmsweise einmal ein Nickerchen machen, wenn Sie nach dem Essen so müde sind, dass Sie sich einfach hinlegen müssen.

Wer sich einen solchen Lattenrost nicht leisten kann oder will oder wer ein Bett besitzt, für den er keinen solchen Lattenrost bekommt, der kann seinen Kopf natürlich auch auf andere Weise hochlagern. Beispielsweise können Sie mehrere Kissen unter den Kopf legen oder Sie kaufen ein Drei-eckskissen, das den Kopf automatisch etwas hochlagert. Solch ein Kissen können Sie sich auch aus Schaumstoff zurechtschneiden und mit einem Bezug Ihrer Wahl beziehen lassen, falls Sie es im Handel nicht erhalten sollten.

Größtenteils tabu: Alkohol und Zigaretten

Alkohol und Zigaretten können ebenfalls Sodbrennen auslösen, weshalb Sie weitgehend sowohl auf den Konsum von Alkohol als auch auf das Rauchen verzichten sollten.

Vor allem die Zigarette nach dem Essen sollten Sie weglassen, denn zu diesem Zeitpunkt stellt der Magen reichlich Säure her, die besonders leicht in die Speiseröhre gelangen kann, wenn der Verschluss des Magens zur Speiseröhre durch das Nikotin gelockert wird. Am besten ist es – im Sinne Ihrer eigenen Gesundheit und der Menschen, die den Rauch ebenfalls einatmen müssen –, das Rauchen ganz aufzugeben, auch wenn es schwer fällt. Wenn Sie Bedenken haben, ob Ihnen das gelingt, sollten Sie wissen, dass die wenigsten Menschen vom Nikotin körperlich abhängig sind. Meistens besteht „nur" eine seelische Abhängigkeit von den Zigaretten. Mit Willenskraft können Sie diese jedoch überwinden,

Wer es schafft, das Rauchen aufzugeben, hat weniger Probleme mit Sodbrennen.

zumal wenn das Rauchen Beschwerden wie das Sodbrennen mitverursacht. Wenn Sie glauben, es allein nicht zu schaffen, nehmen Sie doch an einem Nichtraucherkurs teil. Es ist für die meisten Menschen einfacher, eine schlechte Gewohnheit abzulegen, wenn sie sehen, dass andere in derselben Situation sind und mit den gleichen Problemen zu kämpfen haben wie sie selbst.

Alkohol sollte zwar weitgehend tabu für Refluxkranke sein, ein Glas Wein können jedoch auch sie sich gelegentlich genehmigen.

Zwar wäre es – im Interesse ihrer Speiseröhre – am sinnvollsten, wenn Refluxkranke überhaupt keinen Alkohol trinken würden, doch die wenigsten möchten wahrscheinlich völlig auf den Konsum von Alkohol verzichten. Verständlich, schließlich kann ein Glas Wein zum Essen ein großer Genuss sein. In jedem Fall sollten Refluxpatienten ihren Alkoholkonsum jedoch stark einschränken, um zu vermeiden, dass es zu Sodbrennen kommt. Ein Glas Wein oder Bier zum Essen dürfen Sie sich hin und wieder ruhig einmal gönnen. Wesentlich mehr Alkohol sollten Sie aber nicht trinken. Falls Sie sehen, dass Sie den Alkohol überhaupt nicht vertragen, ist es allerdings besser, ganz darauf zu verzichten.

Verstopfung vorbeugen

Auch durch einen gefüllten Darm kann sich der Druck auf den Magen so stark erhöhen, dass der Verschluss zwischen Magen und Speiseröhre nicht mehr länger dicht bleibt. Aus diesem Grund sollten Refluxkranke darauf achten, dass es nicht zu Verstopfung kommt. Von Verstopfung spricht man allerdings erst, wenn der Stuhlgang mehr als drei Tage auf sich warten lässt.

Natürlich heißt Verstopfung vorzubeugen nicht, dass man nun bei jeder Stuhlverhaltung gleich zu Abführmitteln greifen sollte. Durch den kontinuierlichen Gebrauch von Abführmitteln kann der Darm nämlich so träge werden, dass er gar nicht mehr von allein arbeiten will. Stattdessen sollte man darauf achten, möglichst ballaststoffreich zu essen. Ballaststoffe sind unverdauliche Speisenbestandteile (z. B. Zellulose), die nahezu unverändert wieder mit dem Kot ausgeschieden werden. Enthalten sind Ballaststoffe vor allem in pflanzlicher Kost – in Gemüse, Obst, Kartoffeln und Vollkornprodukten. Wenn Sie sich ausgewogen ernähren, brauchen Sie in der Regel nicht zu befürchten zu wenig Ballaststoffe mit der Nahrung aufzunehmen.

Sollte es mit der Verdauung doch einmal nicht so klappen, können Sie mit Leinsamen versuchen Ihre Verdauung wieder in Gang zu bringen. Nehmen Sie dreimal am Tag einen

Teelöffel Leinsamen zu sich. Achten Sie darauf, eine ausreichende Menge Flüssigkeit dazu zu sich zu nehmen, denn sonst kann es im Einzelfall passieren, dass der Leinsamen den Darm verstopft und einen lebensbedrohlichen Darmverschluss auslöst.

Trinken sollten Sie sowieso genug, denn dadurch können die Ballaststoffe im Darm besser aufquellen. Der Darm wird dadurch gut gefüllt, die Darmbewegungen werden angeregt und die Darmpassage der Nahrung beschleunigt, sodass Verstopfung wesentlich seltener auftritt. Mindestens eineinhalb Liter sollte jeder Mensch täglich trinken (keinen Alkohol!) – wenn es mehr ist, umso besser für die Verdauung und den gesamten Organismus.

Sich nicht einschnüren lassen

So gut enge Hosen, Korsagen oder Mieder und breite, enge Gürtel zum Teil auch aussehen mögen, für Ihren Magen sind sie meistens eine Qual und für Ihre Speiseröhre können sie ebenfalls zur Qual werden. Denn schließlich kann allzu enge Kleidung auf den Magen drücken, wodurch in manchen Fällen der Verschluss zwischen Magen und Speiseröhre geöffnet wird und Magensäure in die Speiseröhre fließt.

Wenn Sie sowieso bereits unter Sodbrennen leiden, sollten Sie daher immer auf bequeme Kleidung achten, die Ihren Magen nicht „einschnüren" kann. Selbst wenn Sie ein noch so eingefleischter „Fan" von enger Kleidung sein sollten, werden Sie sicher zugeben müssen, dass Sie in bequemerer

---

Die „goldenen" Regeln zur Vermeidung von Sodbrennen im Überblick

- *Mehrere kleine Mahlzeiten essen statt drei große*
- *Bei Übergewicht eine Gewichtsreduktion mit Hilfe ausgewogener Ernährung anstreben*
- *Fettarm kochen und essen*
- *Die Mahlzeiten gründlich kauen*
- *Langsam essen*
- *Nach dem Essen nicht hinlegen*
- *Drei bis vier Stunden vor dem Schlafengehen nichts essen*
- *Einen höhenverstellbaren Lattenrost anschaffen*
- *oder mehrere Kissen ins Bett legen, um den Kopf hochzulagern*
- *Keinen oder nur wenig Alkohol trinken*
- *Das Rauchen aufgeben; wenn nötig Nichtraucherkurs besuchen*
- *Auf eine regelmäßige Verdauung achten und Verstopfung vermeiden; am besten durch die Aufnahme von ausreichend Ballaststoffen und Flüssigkeit*
- *Keine enge Kleidung tragen*

Kleidung auch viel mehr Bewegungsfreiheit haben und sich insgesamt viel wohler fühlen. Denn schließlich können Sie auch viel freier durchatmen, wenn nichts auf Ihren Bauch drückt.

Naturheilmittel und ihr Nutzen

Bevor sie zu synthetisch hergestellten Medikamenten gegen ihre Beschwerden greifen, probieren heutzutage viele zunächst pflanzliche Mittel aus. Das ist auch verständlich, denn die meisten Kräutertees oder pflanzlichen Präparate haben in der Regel weniger Nebenwirkungen als andere Arzneimittel. Allerdings sollte man sich nichts vormachen – ganz nebenwirkungsfrei sind auch viele pflanzliche Präparate nicht. Kein Wunder, sind sie doch oft Vorbild für synthetisch hergestellte Medikamente bzw. beinhalten diese Medikamente häufig auch pflanzliche Stoffe.

Auch Naturheilmittel können Nebenwirkungen nach sich ziehen.

Die folgenden Rezepte können Sie dennoch gefahrlos ausprobieren, wenn Sie unter Sodbrennen leiden. Vielleicht haben Sie ja Erfolg und das Sodbrennen klingt nach kurzer Zeit ab. Ist das nicht der Fall, sollten Sie sich jedoch nicht scheuen gegen Ihre Beschwerden mit anderen Medikamenten vorzugehen. Insbesondere für Refluxkranke sind diese nahezu unverzichtbar, denn die möglichen Folgen andauernden Sodbrennens sind einfach zu gefährlich, als dass man gegen das Sodbrennen nicht alles unternehmen sollte, was möglich ist.

Heilsame Teezubereitungen gegen Sodbrennen

Die folgenden Teerezepte sollten Sie nur mit Kräutern aus der Apotheke zubereiten. Denn nur bei diesen können Sie sicher sein, dass sie auch wirklich alle wertvollen Inhaltsstoffe enthalten, die Ihnen bei der Überwindung Ihres Leidens helfen können. Bei Tees, die Sie in der Drogerie oder im Supermarkt kaufen, ist die Heilwirkung oft vermindert.

Teemischung aus Kamille, Kümmel und Melisse

Für diesen Tee brauchen Sie eine Teemischung aus Kamille-, Melissenblüten und Kümmel. Alle Heilkräuter müssen in der gleichen Menge in dieser Mischung enthalten sein.

Von dieser Mischung geben Sie zwei Teelöffel in einen großen Becher oder ein anderes Gefäß und übergießen sie mit 0,2 Liter kochendem Wasser. Die ganze Mischung muss nun noch etwa zehn Minuten ziehen, bevor Sie sie abseihen dürfen. Dann ist Ihr Tee, den Sie bis zu dreimal täglich zu sich nehmen dürfen, trink-fertig.

Fencheltee nach dem Essen

Falls Ihnen die erste Teemischung nicht geholfen hat oder Sie die verwendeten Heilkräuter nicht mögen, versuchen Sie es doch einfach einmal mit Fencheltee, der in der Regel beruhigend auf Magen und Darm wirkt. Auch von dieser Teesorte benötigen Sie zwei Teelöffel, die Sie mit kochendem Wasser übergießen, zehn Minuten ziehen lassen und anschließend abseihen. Trinken Sie den Tee regelmäßig nach dem Essen – in kleinen Schlucken.

Weitere Teezubereitungen

Auch mit einem Tee aus Tausendgüldenkraut, Enzian oder Wermut können Sie gegen Ihr Sodbrennen angehen. Ein Teelöffel des jeweiligen Heilkrauts zur Teezubereitung reicht diesmal allerdings vollkommen aus. Der Tee wird mit 0,2 Liter kochendem Wasser übergossen und muss dann drei Minuten ziehen, bevor Sie ihn abseihen. Von jedem dieser Tees dürfen Sie ruhig dreimal täglich eine Tasse trinken.

Auch Pfefferminztee und selbstverständlich der gute alte Kamillentee haben nicht selten eine positive Wirkung auf die Beschwerden.

Heilerde – ebenfalls sinnvoll bei Sodbrennen

Auch Heilerde, die es in der Apotheke oder im Reformhaus zu kaufen gibt, kann in vielen Fällen Linderung bei Sodbrennen verschaffen. Wenn Sie unter akutem Sodbrennen leiden, nehmen Sie doch einfach etwas Heilerde ein (Packungsbeilage beachten). Die Heilerde trägt dazu bei, die Magensäure zu neutralisieren, wodurch verständlicherweise auch das Sodbrennen gemildert wird oder sogar verschwindet.

Heilerde ist zwar nicht besonders schmackhaft, sie hilft aber oft bei akutem Sodbrennen.

Ätherische Öle aus der Apotheke

In der Apotheke erhalten Sie auch wertvolle ätherische Öle, die Sie gegen das Sodbrennen einsetzen können. Diese Öle werden innerlich angewendet, das heißt, Sie geben – je nach Anweisung auf der Packung – einige wenige Tropfen des Öls auf einen Löffel und schlucken es herunter.

Ätherische Öle gegen Sodbrennen

- *Basilikumöl*
- *Kamillenöl*
- *Melissenöl*
- *Pfefferminzöl*
- *Zimtöl*

Falls Sie jedoch merken, dass Sie das Öl nicht vertragen, versuchen Sie besser das Sodbrennen mit einer Teemischung zu „bekämpfen". Manchen Menschen ist nämlich die Konzentration des jeweiligen Heilkrauts in einem ätherischen Öl zu stark. Eine Garantie, dass Ihnen ein solches Öl wirklich hilft, gibt es natürlich auch nicht.

Kann die Homöopathie helfen?

Sogar in manchen Universitätskliniken werden heute bereits homöopathische Mittel verabreicht.

Die Homöopathie ist eine Heilmethode, die bei vielen Menschen an Beliebtheit gewinnt, von der Schulmedizin jedoch nicht anerkannt ist. Deshalb werden die Kosten der Behandlung mit homöopathischen Mitteln von den gesetzlichen Krankenkassen in der Regel auch nicht erstattet.

Erkundigen Sie sich am besten vor einer homöopathischen Behandlung bei Ihrer Krankenkasse, ob sie zu einer Kostenübernahme bereit ist. Manche Kassen machen nämlich eine Ausnahme und erstatten zumindest einen Teil der Kosten.

Auch wenn die Schulmedizin der Homöopathie eher skeptisch gegenübersteht, gibt es doch mittlerweile eine ganze Reihe von Allgemeinmedizinern, die sich auf dem Gebiet der Homöopathie auskennen und an die Sie sich wenden können, wenn Sie Interesse daran haben, homöopathisch behandelt zu werden.

Was versteht man unter Homöopathie?

Die Homöopathie wurde 1796 von dem Arzt Samuel Hahnemann begründet. Er war der Ansicht, dass Substanzen, die bei Gesunden Krankheiten hervorrufen können, genau dieselben Erkrankungen heilen können, wenn sie in einer sehr kleinen Dosis verabreicht werden. Diese minimale Dosierung bezeichnet man als Potenzen (z. B. Potenz D1, D6 usw.). Bei der Potenz D1 beispielsweise ist in dem homöopathischen Mittel ein Teil des Wirkstoffs mit neun Teilen Verdünnungssubstanz (z. B. Milchzucker oder Alkohol) vermischt. Zur Herstellung der Potenz D2 nimmt man einen Teil der Potenz D1 und verdünnt diesen wiederum mit neun Teilen Verdünnungsstoff usw. Je akuter und heftiger die Krankheit, in einer umso höheren Potenz wird das homöopathische Mittel verabreicht.

Die Schulmedizin steht der Homöopathie nicht zuletzt deshalb so skeptisch gegenüber, weil in hochpotenzierten Mitteln der Wirkstoff nicht mehr nachweisbar ist und falls eine Heilwirkung auftritt, diese nicht direkt auf das Mittel zurückgeführt werden kann.

Bei der Behandlung mit homöopathischen Mitteln wird der Kranke stets in seiner Gesamtheit gesehen – das Mittel muss genau auf ihn zugeschnitten sein, nicht nur auf seinen körperlichen Zustand, sondern auch auf seine seelische Verfassung. Aus diesem Grund wurden Krankheitsbilder und Arzneimittelbilder entwickelt, die beides beachten. Je besser Krankheits- und Arzneimittelbild zueinander passen, umso wahrscheinlicher ist es – nach Ansicht der Homöopathie –, dass das verabreichte Mittel wirkt.

Hat es Sinn, Sodbrennen mit homöopathischen Mitteln zu behandeln?

Wenn Sie unter leichtem Sodbrennen leiden, können Sie ruhig einmal ein homöopathisches Mittel zur Linderung Ihrer Beschwerden ausprobieren. Viele Menschen schwören schließlich auf die Homöopathie und sind sich sicher, dass sie ihnen hilft. Bei starkem Sodbrennen, der Refluxkrankheit und natürlich der Refluxösophagitis sollten Sie nicht darauf verzichten, sich von Ihrem Arzt die im vorhergehenden Kapitel beschriebenen Medikamente verordnen zu lassen, denn wenn ein homöopathisches Mittel nicht wirkt, könnten die Folgen zu schwerwiegend sein, wenn Sie auf die bewährten schulmedizinischen Arzneien verzichten. Bevor Sie das erste Mal zu einem homöopathischen Mittel greifen, sollten Sie sich unbedingt von einem erfahrenen Homöopathen beraten lassen, denn es ist nicht ganz einfach, das passende Mittel zu den Beschwerden zu finden.

Refluxkranke sollten sich keinesfalls allein auf die Homöopathie verlassen!

> ### Homöopathische Mittel, die gegen Sodbrennen eingesetzt werden
>
> - *Nux vomica D6: bei Sodbrennen nach zu reichlichen Mahlzeiten, nach dem Konsum von Alkohol und Zigaretten*
> - *Acidum sulfuricum D6: bei starkem Sodbrennen, das von saurem Aufstoßen und Übelkeit begleitet wird; durch gekühlte Getränke werden die Beschwerden verstärkt.*
> - *Natrium phosphoricum D6: wenn das Sodbrennen von saurem Aufstoßen begleitet wird*
> - *Iris D6: bei Sodbrennen, das sich vom Magen bis zum Mund zieht und von Speichelfluss begleitet wird*

Gibt es eine spezielle Diät bei Sodbrennen?

Eine speziell auf die Bedürfnisse Refluxkranker zugeschnittene Diät gibt es nicht, aber Menschen, die häufig unter Sodbrennen leiden, sollten sich beim Essen an ein paar Regeln halten. Mit diesen Regeln kann Sodbrennen häufig vorgebeugt werden. Und vorbeugen ist besser als gegen Sodbrennen vorgehen zu müssen, vor allem wenn die Speiseröhre gereizt ist.

Nahrungsmittel, auf die man besser verzichten sollte

Es gibt eine Reihe von Speisen, von denen bekannt ist, dass sie häufiger als andere Sodbrennen auslösen. Dazu gehören vor allem sehr fettreiche oder in reichlich Fett zubereitete Nahrungsmittel. Wenn Sie kochen, versuchen Sie deshalb so wenig Fett wie möglich zu verwenden. Zudem benutzen Sie am besten hochwertige Fette (z. B. pflanzliche Öle).

Auch auf zu viele Süßigkeiten, vor allem auf Schokolade sollten Sie besser weitgehend verzichten. Nicht nur, weil sie Sodbrennen auslösen oder verstärken können, sondern auch weil sie Übergewicht fördern. Und Übergewicht trägt dazu bei, dass es vermehrt zu Sodbrennen kommt.

Sehr heiße Speisen oder Getränke lösen ebenfalls manchmal Sodbrennen aus. Lassen Sie Ihren Tee bzw. Ihr Mittagessen deshalb lieber ein wenig abkühlen, bevor Sie es zu sich nehmen. Kalte Getränke hingegen werden meistens recht gut vertragen, können sogar teilweise Sodbrennen lindern (z. B. kaltes Wasser, kalte Milch). Von kohlensäurehaltigen Getränken sollten Sie besser die Finger lassen – die Kohlensäure trägt dazu bei, dass es zu Sodbrennen kommen kann. Wählen Sie statt sprudelndem Mineralwasser lieber ein stilles oder bereiten Sie Ihr Mineralwasser mit einem Sodagerät selbst zu – dann können Sie die Kohlensäurezufuhr selbst regulieren. Mit einem solchen Sodagerät können Sie im Übrigen auch verschiedene Limonaden zubereiten.

Scharf gewürzte Speisen sind ebenfalls nicht selten „Gift" für Refluxkranke. Wenn Sie merken, dass Sie manche Gewürze nur schlecht vertragen, lassen Sie sie besser weg. Verwenden Sie zum Würzen lieber Kräuter – sie geben dem Essen einen ganz besonderen Geschmack, sodass Sie sicher gut auf andere Gewürze verzichten können.

Saure Fruchtsäfte reizen die Speiseröhre zusätzlich, weshalb sie bei der Refluxkrankheit besser weggelassen werden sollten. Allerdings können Orangen- oder Grapefruitsaft bei gelegentlichem Sodbrennen manchmal wahre Wunder wirken.

Dass alkoholische Getränke sich negativ auf den Verschluss des Magens zur Speiseröhre auswirken und

Seien Sie standhaft, wenn Sie am Süßwarenregal vorbeigehen, und verzichten Sie auf den Kauf von Süßigkeiten – Ihre Speiseröhre wird es Ihnen vermutlich danken.

die Speiseröhre reizen können, ist nichts Neues mehr. Deshalb verzichten Sie besser weitgehend auf den Konsum von Alkohol, vor allem von Sekt.

Vielleicht kennen Sie ja aus eigener Erfahrung noch Nahrungsmittel, die Ihrer Speiseröhre „schwer zu schaffen machen". Wer häufig Sodbrennen hat, sollte sich in jedem Fall notieren, was er tagsüber so zu sich nimmt und wann Sodbrennen auftritt. Oft ist bereits nach kurzer Zeit ein gewisses Muster zu erkennen und Sie können die Speisen oder Getränke, die speziell bei Ihnen Sodbrennen auslösen, weglassen.

Welche Speisen meistens gut vertragen werden

Bei Sodbrennen bzw. Refluxkrankheit bietet sich eine eiweißreiche Kost besonders an. Der Grund: Eiweißprodukte werden im Normalfall sehr gut vertragen, nicht zuletzt, weil viele dieser Nahrungsmittel nur wenig Fett enthalten (z. B. Joghurt, Magermilchprodukte, mageres Fleisch, Fisch).

Ganz wichtig ist es auch, genügend pflanzliche Nahrungsmittel zu sich zu nehmen. Sie sorgen dafür, dass es mit der Verdauung besser klappt, denn sie enthalten viele Ballaststoffe. Und eine gut funktionierende Verdauung ist besonders für Refluxkranke wichtig,

denn Verstopfung kann im Einzelfall Sodbrennen auslösen. Ein weiterer Vorteil von pflanzlichen Nahrungsmitteln: Sie lösen nur selten Sodbrennen aus.

Geflügel und mageres Fleisch dürfen Sie ebenfalls gern zu sich nehmen. Bitte entfernen Sie vor dem Verzehr von Hähnchen, Ente oder Pute aber die Haut. Sie enthält zu viel Fett und kann Sodbrennen fördern.

Am sinnvollsten ist es, möglichst frische Nahrungsmittel zu verwenden. Wenn Sie sie selbst zubereiten, wissen Sie, welche Gewürze in Ihren Speisen enthalten sind, wie viel Fett Sie verwendet haben usw. Bei Fertiggerichten oder Dosengemüse können Sie nie so sicher sein, ob es nicht einen Inhaltsstoff enthält, der bei Ihnen Sodbrennen hervorruft. Außerdem sind Fertiggerichte meistens vitamin- und mineralstoffarm.

Fisch sollte viel häufiger auf Ihrem Speiseplan stehen, denn er enthält viel wertvolles Eiweiß sowie Mineralstoffe und Spurenelemente. Ersetzen Sie Fleisch also häufiger einmal durch Fisch (oder durch ein leckeres vegetarisches Gericht).

All das, was Ihrem Magen und Ihrer Speiseröhre gut tut, ist im Übrigen auch gut für Ihre Gesundheit. Die eben genannten Speisen sind zum größten Teil reich an wertvollen Vi-

Nahrungsmittel, die viel Eiweiß enthalten, werden von Refluxkranken meist gut vertragen.

talstoffen. Auch im Rahmen einer Kost zur Gewichtsreduzierung sind diese Speisen hervorragend geeignet. Sie tun also Ihrem ganzen Körper etwas Gutes!

Kinder und Sodbrennen

Nehmen Sie die Beschwerden Ihres Kindes ernst und gehen Sie mit ihm notfalls zum Arzt, wenn sich das Sodbrennen nicht bessert oder häufig wiederkehrt.

Auch Kinder können bereits unter Sodbrennen leiden; allerdings kommt bei ihnen eine Refluxkrankheit weitaus seltener vor als bei Erwachsenen. Dennoch ist Sodbrennen natürlich auch für Kinder sehr unangenehm und schmerzhaft.

Bevor Sie Ihrem Kind jedoch ein Medikament gegen Sodbrennen geben, sollten Sie versuchen sein Sodbrennen durch ein pflanzliches Heilmittel oder durch ein einfaches Hausmittel zu kurieren. Schließlich sind nicht alle Medikamente für Kinder geeignet – Protonenpumpenblocker mit dem Wirkstoff Omeprazol z. B. sollten Kindern auf keinen Fall verabreicht werden.

Falls Ihr Kind häufiger über Sodbrennen klagt, sollten Sie darauf achten, was es vor dem Sodbrennen isst. Schließlich sind fast alle Kinder Fans von Süßigkeiten. Viele können sich kaum noch bremsen, wenn Schokolade in greifbarer Nähe ist. Und Süßigkeiten können bekanntermaßen Sod-

brennen hervorrufen. Wenn Sie feststellen, dass ein Nahrungsmittel bei Ihrem Kind der Auslöser für Sodbrennen ist, sollten Sie darauf achten, dass es diese Speise nicht mehr zu sich nimmt.

Bei häufigerem Sodbrennen sollten Sie natürlich auch mit Ihrem Kind zum Arzt gehen, denn nur er kann feststellen, ob eine körperliche Ursache für das wiederholte Auftreten des Brennens hinterm Brustbein vorliegt.

Hilfe in der Schwangerschaft

Sodbrennen in der Schwangerschaft ist eine äußerst lästige Sache. Manche Frauen können nicht mehr schlafen, weil das Sodbrennen sie so sehr plagt. Doch bevor eine Schwangere ein Medikament nimmt, das gegen Sodbrennen hilft, sollte sie zunächst alle anderen Möglichkeiten ausschöpfen, um das Sodbrennen in den Griff zu bekommen. Schließlich können Medikamente dem ungeborenen Kind schaden. Deshalb sollten Schwangere auch nie ein Arzneimittel nehmen, ohne zuvor mit ihrem Arzt gesprochen zu haben.

Hausmittel und pflanzliche Mittel wie Tees dürfen Schwangere selbstverständlich ausprobieren. Mit manchen Teezubereitungen sollten sie allerdings vorsichtig sein, denn einige Heilkräuter können unter Umständen (z. B. wenn sie im Übermaß genossen werden) Wehen auslösend wirken oder anderweitigen Schaden anrichten. Am sinnvollsten ist es, wenn Schwangere den Apotheker, der eine Teemischung zubereitet, fragen, ob die jeweiligen Heilkräuter für sie geeignet sind.

Es gibt allerdings noch ein paar „Spezial-Tipps" für Schwangere, um mit dem lästigen Sodbrennen, das vor allem im letzten Schwangerschaftsdrittel auftritt, fertig zu werden. Selbstverständlich können diese Ratschläge problemlos auch von anderen, die unter Sodbrennen leiden, berücksichtigt werden.

Kaffee und schwarzer Tee – nein, danke!

Die Gerbstoffe in Kaffee und schwarzem Tee können unter Umständen Sodbrennen in der Schwangerschaft auslösen oder zumindest verstärken. Aus diesem Grund sollten Schwangere versuchen auf ihre geliebte Tasse Kaffee oder ihren Tee einige Zeit zu verzichten. Wenn sich das Sodbrennen bessern sollte, heißt es auch, diese Genussmittel während des Rests der Schwangerschaft wegzulassen. Nach der Geburt dürfen Sie Ihrem „Laster" dann wieder nachgeben,

denn meistens verschwindet danach auch das Sodbrennen wieder.

Auf Mineralstoffe achten

Schwangere Frauen benötigen wesentlich größere Mengen bestimmter Mineralstoffe, Spurenelemente und Vitamine, denn sie müssen das ungeborene Kind mitversorgen. Bei manchen Frauen kommt es während der Schwangerschaft zu einem Mangel an Mineralstoffen, da es ihnen nicht gelingt, eine ausreichende Menge dieser Stoffe über die Nahrung aufzunehmen. Wenn Sie unter Sodbrennen leiden, liegt möglicherweise auch ein Magnesiummangel vor. Magnesium ist nicht nur wichtig, um vor Sodbrennen zu schützen, dieser Mineralstoff trägt auch dazu bei, dass es nicht zu verfrühten Wehen kommt, denn er verringert die Kontraktionsbereitschaft der Gebärmutter.

Lassen Sie sich deshalb bei Ihrem nächsten Arztbesuch ruhig Magnesium verschreiben, wenn Sie unter Sodbrennen leiden.

Ganz wichtig: kleine Mahlzeiten

Für Schwangere, die unter Sodbrennen leiden, ist es noch wichtiger als für andere Patienten, möglichst viele kleine Mahlzeiten zu sich zu nehmen anstatt drei große. Schließlich ver-

Medikamente gegen Sodbrennen können unter Umständen die Aufnahme anderer Stoffe (z. B. Eisen), die für eine Schwangere und ihr Baby wichtig sind, behindern.

Wenn das Kind geboren ist, leiden die meisten Frauen nicht länger unter Sodbrennen.

drängt das Kind mit zunehmender Größe den Magen, sodass ohnehin weniger Platz für die Nahrung ist und sich schneller ein Völlegefühl einstellt.

Falls es trotz Verkleinerung der Mahlzeitengröße noch zu Refluxbeschwerden kommt, können im Einzelfall andere „Tricks" helfen. Manche Schwangeren schwören darauf, Haselnüsse oder Mandeln zu kauen, um das Sodbrennen zu lindern. Andere nehmen lieber ein wenig Heilerde zu sich, die ihnen vielleicht bereits über die Übelkeit der ersten drei Monate hinweggeholfen hat. Wiederum andere trinken ein Glas eiskaltes Wasser (ohne oder nur mit wenig Kohlensäure) in kleinen Schlucken oder essen ein Stückchen milden Käse. Auch homöopathische Mittel haben vielen Schwangeren bereits geholfen. Eine Schwangere, die sich mit Homöopathie nicht auskennt, sollte allerdings bei der Auswahl des Mittels eine Person, die Erfahrung mit der Homöopathie hat, hinzuziehen. Viele Hebammen kennen sich beispielsweise recht gut mit homöopathischen Mitteln aus. Fragen Sie die Hebamme Ihres Geburtsvorbereitungskurses oder wenden Sie sich einfach an eine freiberufliche Hebamme oder eine Hebammenpraxis. Wenn gar nichts helfen will, haben Schwangere immerhin noch einen Trost: Nach der Geburt des Kindes sind die Beschwerden meistens wie weggeblasen.

Glossar

Antazida: Medikamente, die die Magensäure, die bei Sodbrennen in die Speiseröhre gelangt, neutralisieren

Cardia: Mageneingang

Endosonographie: Ultraschalluntersuchung von innen; dazu wird ein Schlauch mit einem Ultraschallkopf in die Speiseröhre eingeführt.

Gastroskopie: Magenspiegelung mithilfe eines schlauchähnlichen Instruments (Endoskop), das über den Mund oder die Nase in den Magen eingeführt wird; eine Gastroskopie wird im Rahmen einer Ösophagoskopie häufig mit durchgeführt.

H$_2$-Blocker: Medikamente, die die Säurebildung des Magens eindämmen

Hiatushernie: Zwerchfellbruch

Ösophagoskopie: Untersuchung (Betrachtung) der Speiseröhre durch ein Endoskop, ein Instrument, das wie ein Schlauch aussieht, mit einer kleinen Kamera ausgestattet ist und Bilder vom Inneren der Speiseröhre übermittelt

Ösophagus: Speiseröhre

Ösophagusstenose: Verengung der Speiseröhre, die z. B. auf einer Narbenbildung infolge einer Speiseröhrenentzündung beruhen kann

Protonenpumpenblocker: Medikament, das die Bildung von Magensäure nahezu völlig blockiert. Es wird unter anderem zur Behandlung einer Refluxösophagitis eingesetzt.

Refluxösophagitis: Entzündung der Speiseröhre durch den ständigen Rückfluss der Magensäure. Eine Refluxösophagitis ist unbedingt behandlungsbedürftig.

Reizmagen-Syndrom: Beschwerden im Bauch- und Speiseröhrenbereich, die nicht auf eine körperliche Ursache zurückzuführen sind

Sonographie: Ultraschalluntersuchung

Register

Alkohol *19, 51*
Antazida *34*
Aufstoßen *13*

Ernährung *57*

Fettreiche Speisen *17*

H$_2$-Blocker *36*
Hausmittel *45*
Homöopathie *56*

Kinder *60*
Kleidung, enge *53*
Kohlensaures Natron *38*

Luftröhre *9*

Mageneingang *9*
Magensäure *11*
Mahlzeitengröße *19, 46*
Medikamente, Auslöser von Sod-
brennen *20*

Nahrungsmittel und Sodbrennen *17*
Naturheilmittel *54*
Nikotin *19, 51*

Operation *39*
Pepsinogen *12*
Protonenpumpenblocker *33*
Rachenraum *9*
Refluxkrankheit *14, 24*
Reizmagen *21*

Salzsäure *12*
Schlafen *50*
Schluckbeschwerden *13*
Schwangerschaft *22, 42, 60*
Sodbrennen, Entstehung *13*
Speiseröhrenaufbau *9*
Speiseröhrenentzündung *14*
Speiseröhrengeschwüre *15*
Speiseröhrenkrebs *15, 41*
Speiseröhrenschleimhaut *13, 14*
Speiseröhrenspiegelung *30*

Übelkeit *13*
Übergewicht *20, 47*
Ultraschalluntersuchung *31*

Verstopfung *52*
Völlegefühl *13*

Zwerchfellbruch *24*